U0741618

中医适宜技术操作入门丛书

图解

电针疗法

总 主 编 张伯礼

副总主编 郭义 王金贵

主 编 姚凯

中国健康传媒集团
中国医药科技出版社

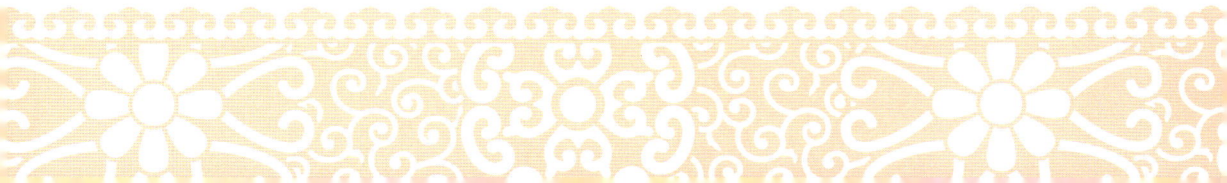

内 容 提 要

　　本着"看得懂、学得会、用得上"的编写原则，本书重点突出电针的临床操作技术及相关知识。全书图文并茂，方便实用，真正实现"看得见的操作"。本书适合广大针灸临床工作者、基层医师及中医爱好者参考阅读。

图书在版编目（CIP）数据

图解电针疗法 / 姚凯主编 . —北京：中国医药科技出版社，2018.1
（中医适宜技术操作入门丛书）
ISBN 978-7-5067-9562-3

Ⅰ . ①图… Ⅱ . ①姚… Ⅲ . ①电针疗法—图解 Ⅳ . ① R245.9-64

中国版本图书馆 CIP 数据核字（2017）第 210386 号

美术编辑　　陈君杞
版式设计　　也　在

出版　　**中国健康传媒集团** | 中国医药科技出版社
地址　　北京市海淀区文慧园北路甲 22 号
邮编　　100082
电话　　发行：010 - 62227427　　邮购：010 - 62236938
网址　　www.cmstp.com
规格　　710 × 1000mm $\frac{1}{16}$
印张　　7
字数　　102 千字
版次　　2018 年 1 月第 1 版
印次　　2023 年 9 月第 3 次印刷
印刷　　北京盛通印刷股份有限公司
经销　　全国各地新华书店
书号　　ISBN 978-7-5067-9562-3
定价　　28.00 元

获取新书信息、投稿、为图书纠错，请扫码联系我们。

王序

　　中医药是中国古代科学技术的瑰宝，是打开中华文明宝库的钥匙。一直以来，中医药以独特的理论、独特的技术在护佑中华民族健康中发挥着独特的作用。正如习近平总书记在全国卫生与健康大会上所强调的，中医药学是我国各族人民在长期生产、生活和同疾病做斗争中逐步形成并不断丰富发展的医学科学，是我国具有独特理论和技术方法的体系。

　　"千淘万漉虽辛苦，吹尽狂沙始见金。"从针刺到艾灸，从贴敷到推拿，从刮痧到拔罐，这些技术经过历史的筛选，成为中医药这个宝库中的珍宝，以其操作便捷、疗效独特、安全可靠受到历代医家的青睐，并深深地融入人民群众的日常生活中。这些独特的技术不仅成为中医药独特的标识基因，更成为人民群众养生保健、疗病祛疾的重要选择。

　　党的十八大以来，以习近平同志为核心的党中央把中医药提升到国家战略高度、作为建设健康中国的重要内容，提出了一系列振兴发展中医药的新思想、新论断、新要求，谋划和推进了一系列事关中医药发展的重大举措，出台了《中华人民共和国中医药法》，印发了《中医药发展战略规划纲要（2016—2030年）》，建立了国务院中医药工作部际联席会议制度，发表了《中国的中医药》白皮书，推动中医药从认识到实践的全局性、深层次的变化。

　　刚刚胜利闭幕的党的十九大，作出了"坚持中西医并重，传承发展中医药事业"的重大部署，充分体现了以习近平同志为核心的党中央对中医药工作的高度重视和亲切关怀。这为我们在新时代推进中医药振兴发展提供了遵循、指明了方向。

习近平总书记指出，坚持中西医并重，推动中医药与西医药协调发展、相互补充，是我国卫生与健康事业的显著优势。近年来，我们始终坚持以人民为中心的发展思想，按照深化医改"保基本、强基层、建机制"的要求，在基层建立中医馆、国医堂，大力推广中医适宜技术，提升基层中医药服务能力。截至 2016 年底，97.5% 的社区卫生服务中心、94.3% 的乡镇卫生院、83.3% 的社区卫生服务站和 62.8% 的村卫生室能够提供中医药服务。"十三五"以来，我们启动实施了基层中医药服务能力提升工程"十三五"行动计划，把大力推广中医适宜技术作为工作重点，并提出了新的更高的要求。

在世界中医药学会联合会中医适宜技术评价与推广委员会、中国健康传媒集团和天津中医药大学的大力支持下，张伯礼院士、郭义教授组织专家对 21 种中医适宜技术进行了系统梳理，包括拔罐疗法、推拿罐疗法、皮肤针疗法、火针疗法、刮痧疗法、耳针疗法、电针疗法、水针疗法、微针疗法、皮内针疗法、子午流注针法、刺络放血疗法、穴位贴敷疗法、穴位埋线疗法、艾灸疗法、自我康复推拿、小儿推拿、推拿功法、伤科病推拿、内科病推拿、食养食疗法，从基础理论、技法介绍、临床应用等方面详细加以阐述，编纂成《中医适宜技术操作入门丛书》。该丛书理论性、实用性、指导性都很强，语言通俗，图文并茂，还配有操作视频，适合基层医务工作者和中医爱好者学习使用。

希望这套丛书能够让中医适宜技术"飞入寻常百姓家"，更好地造福人民群众健康，为健康中国建设作出贡献。

国家卫生计生委副主任
国家中医药管理局局长
中华中医药学会会长
2017 年 10 月

张序

2016 年 8 月，全国卫生与健康大会在北京召开。这是新世纪以来，具有里程碑式的卫生工作会议，吹响了建设健康中国的号角。习近平总书记出席会议并发表重要讲话。他强调，没有全民健康，就没有全面小康。要把人民健康放在优先发展的战略地位，以普及健康生活、优化健康服务、完善健康保障、建设健康环境、发展健康产业为重点，加快推进健康中国建设，为用中国式办法解决世界医改难题进行了具体部署。

习近平总书记指出，在推进健康中国建设的过程中，要坚持中国特色卫生与健康发展道路。预防为主，中西医并重，推动中医药和西医药相互补充、协调发展，努力实现中医药健康养生文化的创造性转化、创新性发展。中医药要为健康中国建设贡献重要力量。

中医药学是中华民族在长期生产与生活实践中认识生命、维护健康、战胜疾病的经验总结，是中国特色卫生与健康的战略资源。广大人民群众在数千年的医疗实践中，积累了丰富的防病治病经验与方法，形成了众多有特色的中医实用适宜技术。前几十年，由于以药养医引致过度检查、过度医疗，使这些适宜技术被忽视，甚至丢失。这些技术简便验廉，既可以治病，也可以防病保健；既可以在医院使用，也可以在社区家庭应用，在健康中国的建设中大有可为，特别是对基层医疗单位具有重要的实用价值。

　　记得 20 世纪六七十年代有一本书，名为《赤脚医生手册》，这本深紫色塑料皮封面的手册，出版后立刻成为风靡全国的畅销书，赤脚医生几乎人手一册。从常见的感冒发热、腹泻到心脑血管疾病和癌症；从针灸技术操作、中草药到常用西药，无所不有。在长达 30 年的岁月里，《赤脚医生手册》不仅在经济不发达的缺医少药时代为我们国家培养了大量赤脚医生和基层工作人员，解决了几亿人的医疗问题，立下汗马功劳，这本书也可以说是全民健康指导手册。

　　编写一套类似《赤脚医生手册》的中医适宜技术丛书是我多年的夙愿。现在在医改深入进程中，恰逢其时。因此，我们组织天津中医药大学有关专家，在世界中医药学会联合会中医适宜技术评价和推广委员会、中国针灸学会刺络与拔罐专业委员会的大力协助下，在中国医药科技出版社的支持策划下，对千百年来医家用之有效、民间传之已久的一些中医适宜技术做了比较系统的整理，并结合医务工作者的长期实践经验，精心选择了 21 种中医适宜技术，编撰了这套《中医适宜技术操作入门丛书》。

　　丛书总体编写的原则是：看得懂，学得会，用得上。所选疗法疗效确实，安全性好，针对性强，重视操作，力求实用，配有技术操作图解，清晰明了，图文并茂，并把各技术操作方法及要点拍成视频，扫二维码即可进入学习。本丛书详细介绍了各种技术的操作要领、操作流程、适应证和注意事项，以及这些技术治疗的优势病种，使广大读者可以更直观地学习，可供各级医务工作者及广大中医爱好者选择使用。当然，书中难免会有疏漏和不当之处，敬请批评指正，以利再版修正。

中国工程院院士

天津中医药大学校长

中国中医科学院院长

2017 年 7 月

前言

中医是中华民族在长期的生产与生活实践中认识生命、维护健康、战胜疾病的宝贵经验总结。广大人民群众在数千年的医疗实践中积累了丰富的防病治病的方法，从而形成了众多中医特有的实用疗法。它们是我国传统医学宝库中的一大瑰宝，也是中医学的重要组成部分。

为了继承和发扬这些中医特有的宝贵经验，普及广大民众的医学保健知识，满足广大民众不断增长的自我保健需求，中国医药科技出版社和世界中医药学会联合会组织有关专家，根据中医药理论，对千百年来民间传之已久、医家用之于民、经实践反复验证而使用至今的一些中医实用技术做了系统整理，并结合医务工作者们的长期实践经验，精心选择了 21 种中医实用疗法，编撰了这套《中医适宜技术操作入门丛书》。

本丛书所选疗法疗效确实，针对性强，有较高的实用价值。本着"看得懂，学得会，用得上"的原则，我们在编写过程中重视实用和操作，文中配有操作技术的图解，语言表达生动具体、清晰明了，力求做到图文并茂，并把各技术操作方法及要点拍成视频，主要阐述它们的技术要领、规程、适应证和注意事项，使广大读者可以更直观更简便地学习各种技术的具体操作流程。这些适宜技术不但能够保健治病，在关键时刻还可以救急保命，具有疗效显著、取材方便、经济实用、操作简便、不良反应少等特点，非常适合基层医疗机构推广普及，有的疗法老百姓也可以在医生的指导下用来自我治病和保健。

　　本丛书在编写过程中得到了世界中医药学会联合会和中国医药科技出版社的大力支持，中医界众多同道也提出了许多有建设性的建议和指导，由于条件有限，未能一一列出，在此我们深表谢意。由于编者水平有限，书中难免会有疏漏和不当之处，敬请批评指正。

丛书编委会

2017 年 7 月

电针疗法是将针灸和电学相结合，作用于人体经络腧穴，以治疗各种疾病的一种方法，是针灸学中一个有特色的独立分支疗法。

现在电针疗法在全国乃至全世界均已得到较大普及。目前，全国各级医院几乎都有电针仪器设备，电针已成为针灸治疗的常规手段之一。同时在实验针灸学上，使用电针方法进行实验的人也在不断增加。电针疗法的发展促进了针灸疗法的发展，电针仪的发展，使针灸学的发展跨向了更高的新台阶。

本书在查阅了大量文献的基础上，总结了现代针灸学者论著中所阐述的电针理论和经验，运用循证医学的方法甄选了20个电针疗法有特效的病种，通过图文并茂的形式展现给读者，力求一看就会，一用就灵。

全书共分为三部分，基础篇阐述了电针疗法的历史和基础知识；技法篇以电针技术操作规范国家标准为指南，按照临床操作步骤，详细描述了电针临床操作的方法和注意事项；临床篇介绍了电针疗法在各科疾病中的具体应用，每个病种均按概念、病因病机、辨证取穴、电针治疗方法的顺序详细论述。

由于编者水平和条件有限，难免有纰漏之处，敬请广大读者指正。

编　者
2017 年 6 月

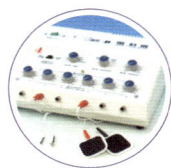

目录
CONTENTS

001~008

基础篇

➤➤ 第一章　起源、发展与作用机制 / 002

第一节　起源与发展 / 002

第二节　作用机制 / 003

➤➤ 第二章　基础知识 / 005

一、频率 / 005

二、波形 / 006

三、刺激强度 / 008

四、持续时间 / 008

009~019

技法篇

➤➤ 第三章　治疗前的准备 / 010

一、电针仪的准备 / 010

二、针具选择 / 010

三、腧穴选择 / 011

四、体位选择 / 011

五、消毒 / 012

➤➤ 第四章　操作方法和步骤 / 013

一、开机前准备 / 013

二、针刺 / 013

三、安放电极 / 013

四、开机 / 014

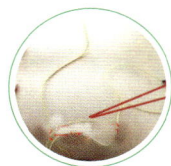

五、频率波形的选择 / 014

六、输出强度选择和调节 / 015

七、术中调整 / 016

八、关机 / 016

九、出针 / 016

十、电针治疗持续时间 / 016

十一、疗程 / 016

>> 第五章　宜忌和意外处理 / 017

一、适应证 / 017

二、禁忌证 / 017

三、注意事项 / 017

四、意外情况处理 / 018

021~095

>> 第六章　内科病证 / 022

失眠 / 022

头痛 / 026

哮喘 / 029

呃逆 / 032

胃炎 / 037

溃疡性结肠炎 / 040

胆囊炎 / 043

便秘 / 047

面神经麻痹 / 052

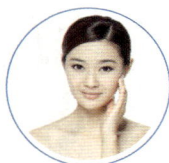

技法篇

临床篇

图解电针疗法

TUJIE
DIANZHEN
LIAOFA

临
床
篇

帕金森病 / 055

癫痫 / 058

三叉神经痛 / 063

单纯性肥胖症 / 066

▶▷ 第七章　骨伤科病证 / 071

颈椎病 / 071

腰肌劳损 / 074

肩周围关节炎 / 078

▶▷ 第八章　其他病证 / 082

过敏性鼻炎 / 082

荨麻疹 / 085

痛经 / 089

小儿遗尿 / 092

电针疗法
是将针灸和电学相结合，
作用于人体经络腧穴，以治疗各
种疾病的治疗方法。电针疗法是传统
医学与现代科学相结合而诞生的新疗法
的典型代表。现在电针疗法因其疗效独
特、适应证广泛、安全有效，在全世界已
得到广泛使用。基础篇主要介绍了电针
疗法的起源与发展、作用机制，以
及电针仪的基础知识。

基础篇

关键词

○ 电针疗法
○ 起源发展
○ 作用机制
○ 电针仪

第一章 起源、发展与作用机制

第一节 起源与发展

电针疗法是将针灸和电学相结合，作用于人体经络腧穴，以治疗各种疾病的治疗方法，是针灸学的一个有特色的独立分支疗法。

20 世纪，随着金属毫针的问世，为电针的起源和发展打下了基础。由于毫针刺入后需要施以刺激手法，以使针刺信息源源不断地进入人体，对患者部位进行调整。但徒手手法刺激持续时间短，费时费力。因此，人们不断探索怎样利用现代科学技术与传统针刺方法相结合。这种结合最初产生于国外。1915 年，戴维斯应用电针术治疗坐骨神经痛，并在杂志上发表论文。1921 年，格尔登用电针治疗神经炎获得成功，并发表论文。当时电针疗法仍处于摸索阶段，并未受到足够重视，因而未被推广。随后电针疗法传入我国，唐世丞等的"电针学之研究"是我国电针疗法的开篇之作。但由于当时中医受到歧视压制，并未引起广泛重视。

20 世纪 50 年代，西德针灸学家 R-Vel 首次研制成电鍉针，日本针灸师中谷义雄提出良导络疗法等为电针的发展做出了重要贡献。在我国，1958 年朱玉龙先生在总结前人经验和自己临床研究的基础上，提出以人体神经分布与经络相结合的"电针疗法"，并著书《中国电针学》，系统地阐述了电针原理、方法和临床治疗。此后，许多学者在临床中应用电针，扩大了电针的临床应用范围，同时做了大量的临床研究与实验研究，使电针疗法得到了肯定和推广。特别是对针刺麻醉的研究，更使电针的理论和临床应用得到了迅速发展。

电针疗法的研究和推广也促进了电针仪的开发和改进。电针治疗仪从20世纪50年代结构简单、功能单一的蜂鸣式电针仪逐步发展成集电子、光、热、磁、超声等多种新技术于一体、设计精巧、功能综合的针灸治疗仪，经历了模仿、替代和优化三个阶段。现在电针疗法在全国乃至世界上均已得到较大普及。在实验针灸学上，使用电针方法进行实验的人不断增加。目前，全国各级医院几乎都有电针仪器设备，电针已成为针灸治疗的常规手段之一。电针疗法的发展促进了针灸疗法的发展，电针仪的发展，使针灸学的发展登上更高的新台阶。

第二节　作用机制

电针的疗效是电子和电流、神经和体液、腧穴和经络三方面综合作用的结果。

人体是一个十分复杂、精密的有机体，它处于物理、化学、生物诸因素的动态平衡中。健康的人体各器官处于生物电效应产生的最佳电磁学参数的数值范围内。如果因为致病因素导致机体受到伤害，就会打破这种动态平衡，出现电磁学参数低于或高于这个范围，就会表现出机体器官的功能失常，人就处于患病状态。人体患病后，如果机体没有能力或暂时不能自行协调恢复。人们就可以利用电子技术和针刺疗法相结合的电针疗法帮助机体通过恢复电磁学参数的正常值，以使疾病得到治疗。这种电针的方法就是利用电流和针刺的物理性刺激来达到这个目的，这种刺激仍然是与电子的活动分不开的。

　　中医学认为，穴位是"脉气所发"（《素问·气府论》）和"神气之所游行出入"（《灵枢·九针十二原》），是经络气血聚集、出入体表、施行针刺的特定部位，是针灸的刺激点和针灸治疗的基础，是内脏生理功能和病理变化的感受点和反应点。经络则是"决生死，处百病，调虚实，不可不通"（《灵枢·经脉》），有运行气血、协调阴阳、抗御病邪、反映证候和传导感应、调整虚实的功能。电针疗法作为针灸疗法的一个分支，其用电、用针均是通过人体腧穴和经络的这些功能来治疗疾病的。

第二章 **基础知识**

目前市场上的电针仪有多种型号，外形不同，功能各异，但它们都有共同的工作原理，都是属于脉冲发生器的类型，统称为脉冲电针仪（图2–1）。

脉冲电针仪的主要参数包括波形、波幅、波宽、节律、持续时间和刺激强度等。这里主要介绍与临床使用密切相关的频率、波形、刺激强度和持续时间。

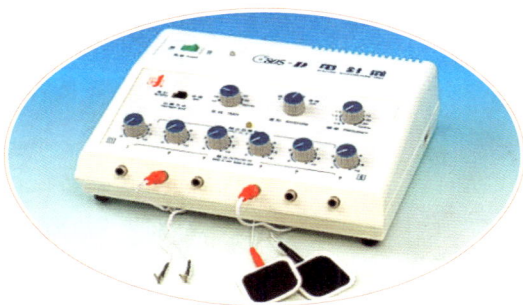

图 2–1 脉冲电针仪

一、频率

单位时间内电流变化的次数即为频率，其单位为赫兹（Hz）。一般根据电脉冲对神经纤维刺激的生理效应，把脉冲的重复频率分为低频、中频和高频三类。运用于电针仪的一般为低频范围。低频电流的方向每秒钟变化1~1000次，即 1~1000Hz。

二、波形

脉冲波形是指波形、幅度、频率固定或呈周期性重复的有规律的脉冲串。脉冲电针治疗仪适用于治疗的常用波形有连续波、疏密波、断续波等，临床使用时根据不同病情选择适当波形。

连续波（图 2-2）是电针仪输出的电脉冲为某一单一固定频率的脉冲序列。电流的频率不同，其作用也不同，频率由每分钟几十次至每秒钟几百次不等。频率快的叫密波，一般 50~100 次/秒，频率慢的叫疏波，一般是 2~5 次/秒。密波和疏波都属于连续波。

密波，能降低神经应激功能。常用于止痛、镇静、缓解肌肉和血管痉挛，也用于针刺麻醉等。

疏波，其刺激作用较强，能引起肌肉收缩，提高肌肉韧带的张力。常用于治疗痿证，各种肌肉、关节、韧带及肌腱的损伤。

连续波

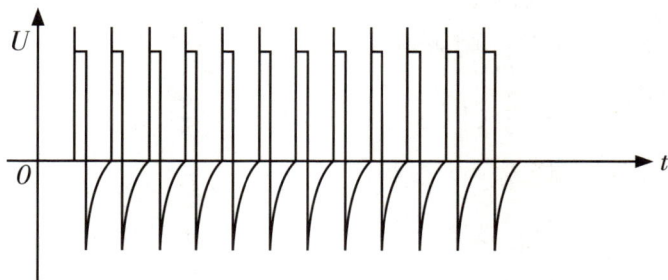

图 2-2 连续波

疏密波（图 2-3）是疏波和密波交替出现的一种波形，疏密交替持续的时间各约 1.5 秒。该波能克服单一波形易产生适应的特点，常用于外伤、关节炎、痛症、肌肉无力等。

疏密波

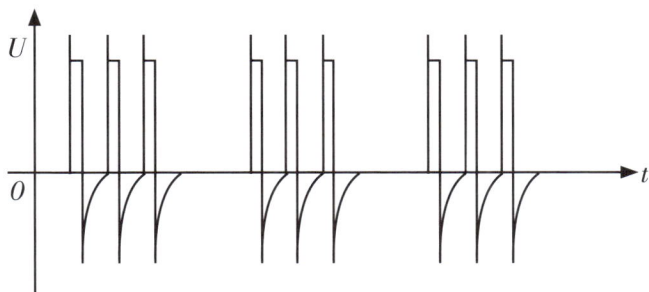

图 2-3　疏密波

继续波（图 2-4）是有节律地时断时续自动出现的一种疏波。断时，在 1.5 秒时间内无脉冲电输出；续时，密波连续工作 1.5 秒，这种波形机体不易产生适应性，其作用较强，能提高肌肉组织的兴奋性，对横纹肌有良好的刺激收缩作用。常用于治疗痿证、瘫痪等。

断续波

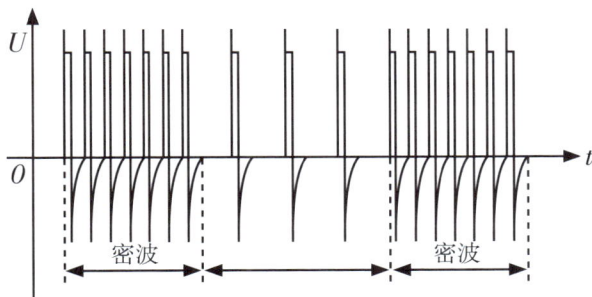

图 2-4　断续波

三、刺激强度

当电流开到一定强度时，患者有麻刺感，这时的电流强度称为"感觉阈"，如电流强度再增加，患者会突然产生刺痛感，能引起疼痛感觉的电流强度称为"痛阈"。脉冲电流的"痛阈"强度因人而异，在各种病态情况下差异也较大。一般情况下，感觉阈和痛阈之间的电流强度，是最适宜的治疗刺激强度。超过痛阈以上的电流强度，患者不能接受，临床上掌握刺激强度常以患者能耐受为宜，一般穴位可看到针体的跳动，肢体的穴位通电后可以见到肢体有节律地抽动，以患者能耐受为度。

四、持续时间

电针的治疗时间，也是影响疗效的一个因素。临床上一般通电时间在5~20分钟，用于镇痛一般在15~45分钟，治疗次数每天或隔天1次。

电针疗法

效果独特，适应证广范。

规范的电针操作是确保临床安全

有效的根本保障。电针操作是在毫针

刺法的基础上，加入电针仪的操作。本

篇以电针技术操作规范国家标准为指南，

按照临床操作步骤，图文并茂地详述了电

针临床操作的方法，以及电针疗法的适

应证、禁忌证和注意事项。

技法篇

关键词

○ 电针操作规范

○ 适应证

○ 禁忌证

○ 注意事项

第三章

治疗前的准备

一、电针仪的准备

在使用电针仪前，必须熟悉其性能、用途和使用方法，对其进行必要的检查和测试，以避免事故。

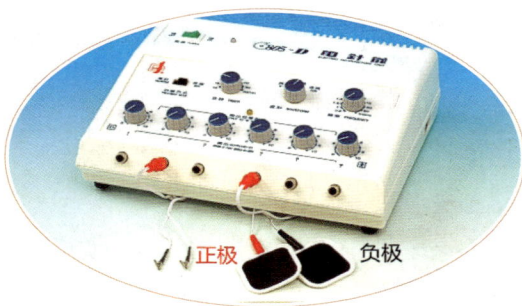

图 3-1　电针仪正负极

（1）应检查电针仪是否有故障，输出是否平稳。

（2）要辨别出电针仪导线的正负极（图 3-1）。

（3）还应检查一下插座、插头、各种接头连接部位是否紧密牢固接触、通电后各种指示灯是否闪亮，闪亮的频率是否和调节旋钮要求一致。

二、针具选择

一般选择不锈钢制的毫针作为针具，毫针的规格根据针刺部位和病情需要决定。

三、腧穴选择

取穴原则

○ **按传统针灸理论取穴**

　　按传统针灸理论，进行辨证取穴、循经取穴、局部取穴。

○ **按神经分布取穴**

　　按照神经学说，沿神经分布，选取神经干通过的穴位取穴。例如，坐骨神经痛，选取坐骨神经干走行路线上的环跳、委中、阳陵泉、昆仑等穴位。

配穴原则

○ **按传统针灸理论配穴**

　　按传统针灸理论，进行本经配穴、异经配穴、前后配穴、远近配穴等。

○ **成对配穴**

　　根据电流回路要求，电针治疗尽量成对、邻近配对取穴。例如，胃痛在选取足阳明胃经的足三里时，应取同侧足太阴脾经的公孙穴以配对。这是电针配穴方法的特点。

四、体位选择

　　电针治疗时的体位选择，应以便于医者操作，同时患者又感到舒适自然且能保持持久为原则。一般有卧位和坐位两种。

卧位

🔹 **仰卧位**
适用于头、面、颈、胸、腹和上肢掌面、下肢前面的穴位。

🔹 **俯卧位**
适于项部、腰背、上肢外面和下肢后面的穴位。

🔹 **侧卧位**
适于头侧、体侧、上下肢外侧的穴位。

坐位

🔹 **仰靠坐位**
适于前头、面、颈和胸上部的穴位。

🔹 **俯伏坐位**
适于头顶、后头、后项、肩、背部的穴位。

🔹 **侧伏坐位**
适于侧头、颈侧部的穴位。

五、消毒

医生手指消毒
医生的手在针刺前须先用肥皂水洗刷干净，再用75%酒精棉球或0.5%的碘伏棉球涂擦，然后才可持针操作。

穴位皮肤消毒
在患者需要针刺的穴位上，用75%酒精棉球或0.5%的碘伏棉球涂擦，擦时应从中心点向外绕圈擦拭。

第四章 **操作方法和步骤**

一、开机前准备

检查电针仪各旋钮或按键，并调整到"零"位（图4-1）。

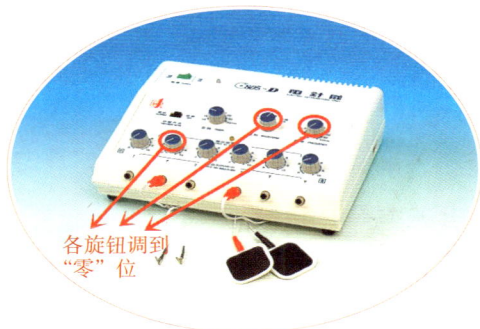

各旋钮调到"零"位

图 4-1 开机准备

二、针刺

选取穴位，按毫针进针和行针法操作。

三、安放电极

（1）将电极线插头端插入相应的主机输出插孔（图4-2）。

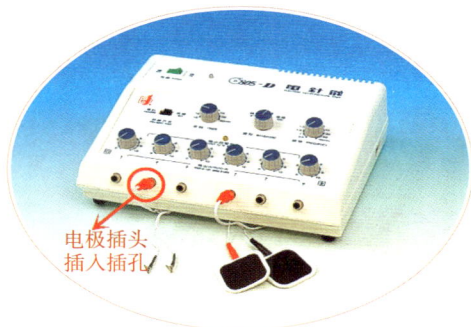

电极插头插入插孔

图 4-2 安放电极

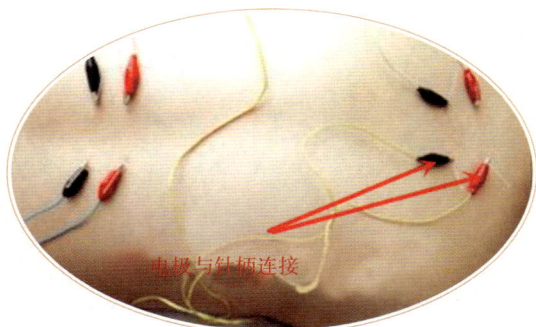

（2）电极线输出端两极分别连接于毫针针柄，并确保连接牢靠，导电良好（图4-3）。

图 4-3　连接针柄

四、开机

在确保供电后打开电针仪开关（图4-4）。

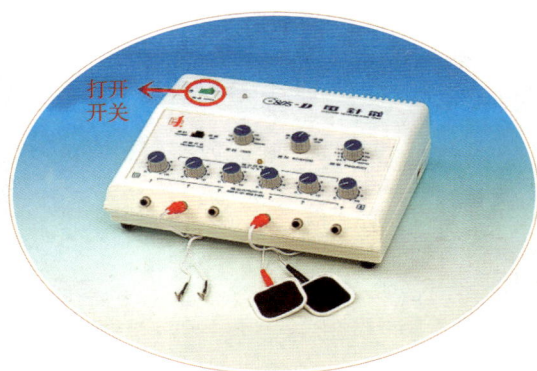

图 4-4　开机

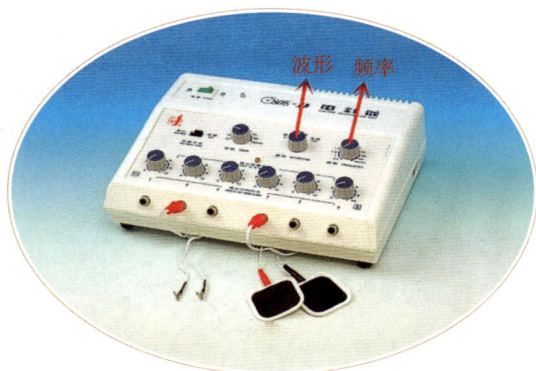

图 4-5　选择波形和频率

五、频率波形的选择

脉冲电流的频率不同，治疗作用也不同。

临床上可用电针仪的波形、频率旋钮根据不同病情来选择（图4-5）。

六、输出强度选择和调节

电针的刺激强度应根据疾病性质、病情、患者的耐受性而定。临床上一般分为强、中、弱三种。

强刺激　　　　　　电针通电后，肌肉出现明显收缩，针感强、伴疼痛，适用于精神分裂症、肌肉麻痹瘫痪等。

中刺激　　　　　　电针通电后，产生肌肉收缩，无痛感，可有针感，适用于大多数疾病。

　　　　　　　　　电针通电后，无可见肌肉收缩，患者有跳动感，无痛感，适用于痉挛性瘫痪、神经衰弱等。

弱刺激　　　　操作中，调节对应强度旋钮，应逐级缓慢增加输出幅度，以患者可耐受为度。调节幅度要小，以防止患者产生"电震"感（图4-6）。

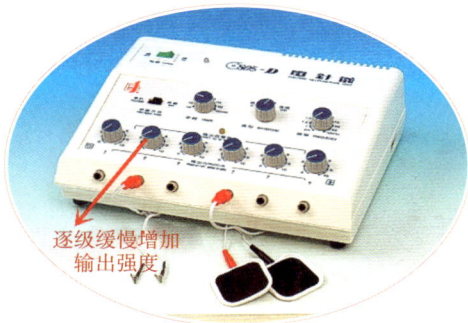

逐级缓慢增加
输出强度

图 4-6　选择波形和频率

七、术中调整

在电针治疗过程中对波形、频率进行调整时，应首先调节输出强度至最小，然后再变换波形和频率。

八、关机

电针治疗完成后，应首先调节强度旋钮至"零"位，再关闭电针仪电源开关，然后取下电极线。

九、出针

取下电极后，轻轻捻动毫针，顺着针刺的方向，向外拔出。出针后，如针眼有出血，可用棉球压迫止血。

十、电针治疗持续时间

根据病情决定，一般在 15~60 分钟之间。

十一、疗程

根据病情决定。

第五章

宜忌和意外处理

一、适应证

电针的适应证基本和毫针刺法相同，故其在临床应用非常广泛，涵盖内、外、妇、儿、五官、皮肤等各科疾病。尤其擅长治疗痛证、痹证、痿证，并可用于针刺麻醉。

二、禁忌证

肿瘤局部，心脏附近，皮肤破损处，孕妇腹部和腰骶部，安装心脏起搏器者，颈动脉窦附近禁用电针。

三、注意事项

（1）靠近延髓和脊髓部位使用电针时，电流量宜小，不可过强刺激，并注意电流的回路不要横跨中枢神经系统。

（2）禁止电流通过心脏，如不允许左右上肢的两个穴位接受同一路输出治疗。

（3）使用电针仪时，应避免输出线路相碰，防止短路。

（4）电针的刺激强度应该逐渐从小到大，不要突然加强，以免出现晕厥、滞针、断针等异常现象。

（5）醉酒、饥饿、过饱、恼怒等都不宜电针。

四、意外情况处理

晕针

晕针是指在电针治疗过程中发生的晕厥现象。

处理办法：出现晕针后，应立即关闭电针仪电源，拔出毫针。让患者仰卧床上，并取头低脚高位，及时松解患者的衣服。轻者一般静卧片刻，并给予热水饮下即可恢复。重者加用指掐或针刺人中等穴，必要时可用肾上腺素0.5ml 皮下注射，阿托品 1ml 肌内注射，或 25％葡萄糖液 40ml 静脉注射。

滞针

毫针在穴位内发生不能捻动，提插或出针时感到十分涩滞的现象叫滞针。

产生原因：通电突然过强时，至肌肉痉挛，容易发生滞针。

处理办法：停止通电，取下电极。左手按压周围组织，右手徐缓捻动，针体稍有活动，即可缓慢地趁势出针，切忌硬拔，以免发生弯针或折针。

弯针

弯针是指刺入穴内的针体发生弯曲。

产生原因：多是患者治疗时变动体位，或通电量突然过强导致肌肉过度收缩所致。

处理方法：停止通电，取下电极，左手捏住针体，紧按皮肤上方处，右手将针柄向相反方向弯曲，待弯曲度减少时向外捻动针柄，然后顺着弯曲的方向退出。

断针

出针后发现针身折断，或部分针身露出皮肤，或针身全部没入皮肤下，叫断针。

处理方法：首先让患者保持原有体位，以防断针向肌肉深层移动。如皮肤外有断头者，可立即用镊子夹住断端拔出皮外；若断端埋在皮肤内，可用手指捏住针孔周围，用力挤压向上，一旦针体露出，用镊子夹出；若断端已完全陷入肌层者，如断针针体在重要器官附近或肢体活动处妨碍运动者，应在X线下定位，立即实施手术取出；若不太重要部位，断针的长度又短者，可暂不处理，以定期随访观察，必要时再做处理。

电针使用的毫针应严格检查挑选：其针柄、针身必须完整光滑，针身、针柄之间无弯曲、生锈。对质量不合格的针具，坚决不用。毫针刺入皮肤时，不应将针体全部刺入体内，要留少部分于体外。治疗时，患者不能随意更换体位。针刺强度不能突然加大，要逐渐加大刺激量，防止刺激太猛太强，产生强烈的肌肉收缩以致发生电针情况异常。

电针疗法
是在针刺腧穴的基础上，
加以脉冲电治疗作用的一种方
法。针与电两种刺激相结合，能扩大
针刺治疗的范围，提高对疾病的治疗效
果。电针疗法适应证广泛，对内、外、妇、
儿、皮肤、五官等各科很多疾病均有显著
疗效，本篇甄选了 20 个电针疗法有特
效的病种。每个病种均按概念、病
因病机、辨证取穴、电针治疗
方法的顺序论述。

临床篇

关键词

○ 临床表现
○ 病因病机
○ 辨证取穴
○ 电针操作

第六章 内科病证

失 眠

概述

失眠是以经常不能获得正常睡眠为特征的一类疾病。主要临床表现为：睡眠时间、深度的不足。轻者入睡困难，或寐而不酣，醒后不能再睡。常伴有头痛、头晕、心悸、健忘、神疲乏力、多梦等症状。

病因病机

多因饮食不节、情志失常、劳倦、思虑过度及病后、年迈体虚等因素，导致心神不安，魂不守舍，不能由动转静而致失眠。本病病位主要在心，且与肝、胆、脾、胃、肾相关。

辨证

（1）肝火扰心：不寐而伴急躁易怒，心烦多梦。
（2）心胆气虚：不寐而伴心悸不宁，善惊易恐。

（3）心脾两虚：不寐而伴心悸健忘，神疲食少。

（4）心肾不交：不寐而伴心悸多梦，心烦不寐。

（5）痰热扰心：不寐而伴胸闷脘痞，反酸嗳气。

治疗

取穴

主穴：神门、三阴交（图6-1、图6-2）。

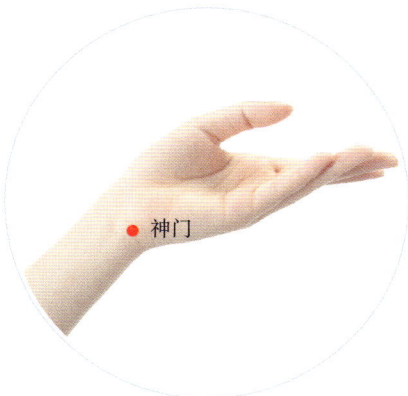

图 6-1　神门穴的体表位置

神门：尺侧腕屈肌腱桡侧缘、腕横纹尺侧端。仰掌，在尺侧腕屈肌腱的桡侧缘、腕横纹上取穴。

三阴交：内踝尖上3寸，胫骨内侧缘后方。以手四指并拢，小指下边缘紧靠内踝尖上，食指上缘所在水平线与胫骨后缘的交点即是本穴。

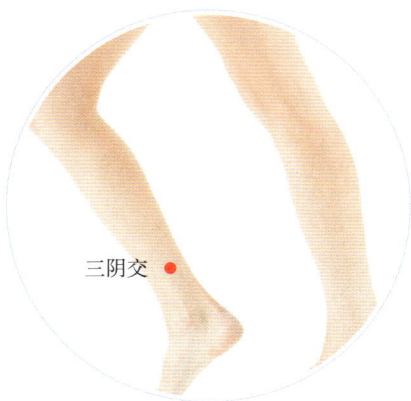

图 6-2　三阴交穴的体表位置

配穴

（1）肝火扰心：肝俞、太冲（图6-3、图6-4）。

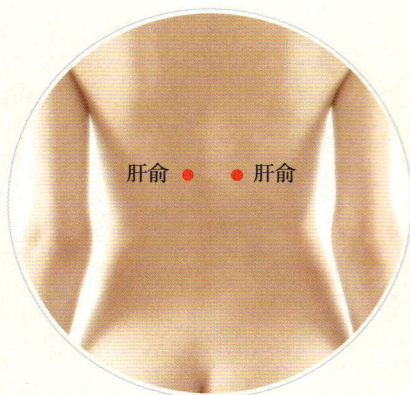

图6-3　肝俞穴的体表位置

肝俞：第九胸椎棘突下旁开1.5寸。取穴法类似膈俞，由膈俞穴再向下推两个椎骨为第九胸椎，该椎骨棘突下双侧各旁开两横指（食中指）处即是本穴。

太冲：足背第一、二跖骨结合部之前的凹陷中。足背，由第一、二趾间缝纹头向足背上推，至其两骨联合前缘凹陷中（约缝纹头上两横指）处即是本穴。

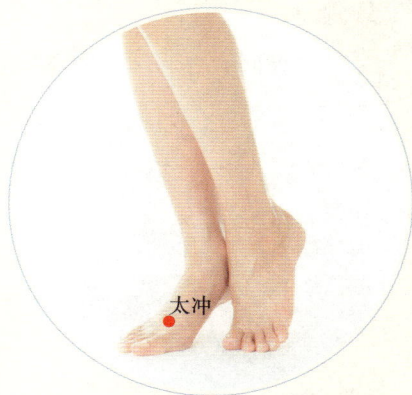

图6-4　太冲穴的体表位置

（2）心胆气虚：心俞、胆俞（图6-5）。

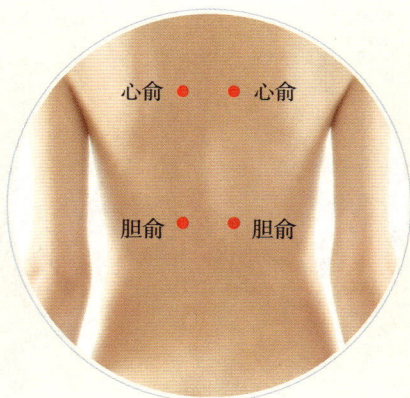

图6-5　心俞、胆俞穴的体表位置

心俞：第五胸椎棘突下旁开1.5寸。取穴法类似膈俞、由膈俞穴再向上推两个椎骨为第五胸椎、该椎骨棘突下双侧各旁开两横指（食中指）处即是本穴。

胆俞：第十胸椎棘突下旁开1.5寸。取穴法类似膈俞、由膈俞穴再向下推三个椎骨为第十胸椎、该椎骨棘突下双侧各旁开两横指（食中指）处即是、潮热。

（3）心脾两虚：心俞、脾俞（图6-6）。

心俞：第五胸椎棘突下旁开1.5寸。取穴法类似膈俞，由膈俞穴再向上推两个椎骨为第五胸椎，该椎骨棘突下双侧各旁开两横指（食中指）处即是本穴。

脾俞：第十一胸椎棘突下旁开1.5寸。与肚脐中相对应处即为第二腰椎（参考命门穴取穴法），由此腰椎往上摸三个椎体即为第十一胸椎，其棘突下双侧各旁开两横指（食中指）处即是本穴。

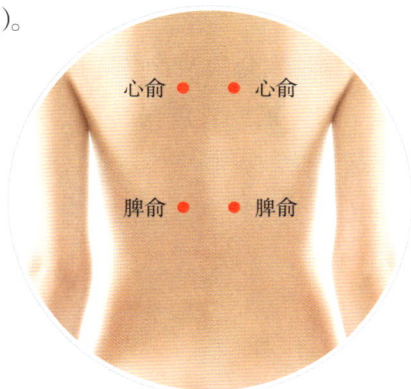

图6-6 心俞、脾俞穴的体表位置

（4）心肾不交：心俞、肾俞（图6-7）。

心俞：第五胸椎棘突下旁开1.5寸。取穴法类似膈俞，由膈俞穴再向上推两个椎骨为第五胸椎，该椎骨棘突下双侧各旁开两横指（食中指）处即是本穴。

肾俞：第二腰椎棘突下旁开1.5寸。先取命门穴（参考命门穴的取穴法），再由命门穴双侧各旁开两横指（食中指）处即是本穴。

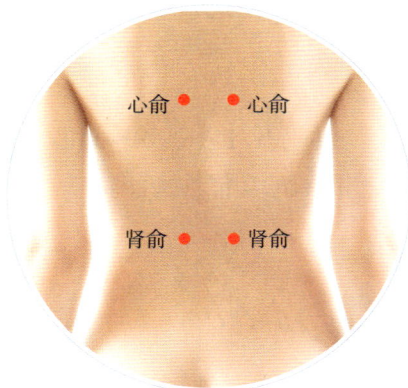

图6-7 心俞、肾俞穴的体表位置

（5）痰热扰心：丰隆、内庭（图6-8）。

丰隆：外踝尖上8寸，距胫骨前嵴两横指。外膝眼（犊鼻）穴与外踝前缘平外踝尖处的连线中点，距胫骨前脊约两横指处即是本穴。

内庭：足背第二、三趾间的缝纹端。足背，第二、三趾缝纹端正中后上0.5寸（约半横指），在第二、三跖趾关节前凹陷处即是本穴。

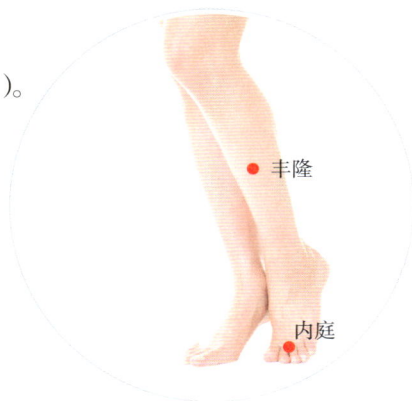

图6-8 丰隆、内庭穴的体表位置

操作

　　本病主穴每次治疗必选，配穴根据辨证选取。将电针仪的电极片负极放置在主穴，正极放置在配穴。或毫针针刺各穴后，主穴连负极，配穴连正极。选连续波，频率30次/分，中等刺激强度，通电30分钟。每日1次，10次为1个疗程。一疗程结束后间隔3天，开始下一疗程。

头　痛

概述

　　头痛是临床常见的自觉症状，可单独出现，也可见于多种疾病过程中。本节所涉及的头痛，是指因外感六淫或内伤杂病所致的功能性头痛。

病因病机

　　本病病因病机分为两类：一是外感六淫所致，外邪上扰清窍，阻滞经络，络脉不通引起头痛，多为实证；二是情志失调，饮食劳倦，房事不节，导致肝、脾、肾脏腑功能失调所致头痛，多为虚证。

辨证

　　（1）头痛临床上多按疼痛部位归属经脉进行经络辨证。

　　（2）前额部头痛，属阳明经；后枕部头痛，属太阳经；侧头部头痛，属少阳经；颠顶部头痛，属厥阴经。

治疗

取穴

主穴：合谷、太冲（图 6-9、图 6-10）。

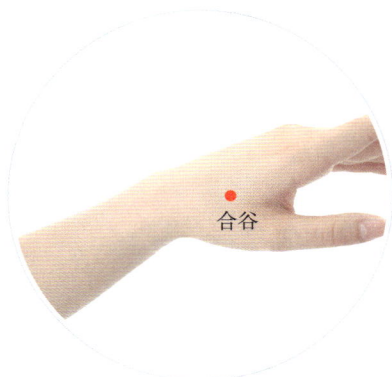

合谷：手背第一、二掌骨间，当第二掌骨桡侧中点处。拇、食指并拢，第一、二掌骨间的肌肉隆起之顶端处即是本穴。

图 6-9　合谷穴的体表位置

太冲：足背第一、二跖骨结合部之前的凹陷中。足背，由第一、二趾间缝纹头向足背上推，至其两骨联合前缘凹陷中（约缝纹头上两横指）处即是本穴。

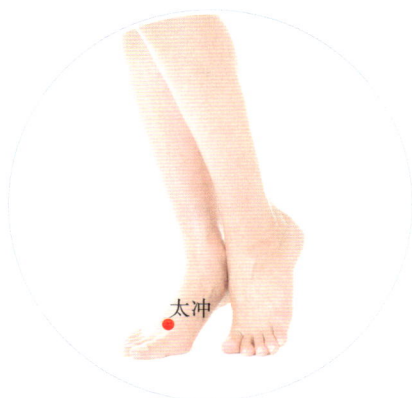

图 6-10　太冲穴的体表位置

配穴

（1）前额痛：印堂（图 6-11）。

印堂：两眉头连线的中点。仰卧位，两眉头连线之中点处即是本穴。

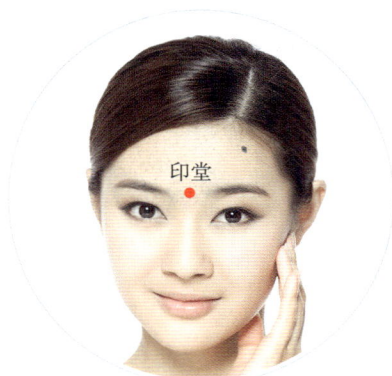

图 6-11　印堂穴的体表位置

（2）后枕痛：风池（图 6-12）。

风池：后发际正中上 1 寸，胸锁乳突肌与斜方肌上端之间的凹陷处。俯伏坐位，医者从枕骨粗隆两侧向下推按，当至枕骨下凹陷处与乳突之间时，用力按有麻胀感处即是本穴。

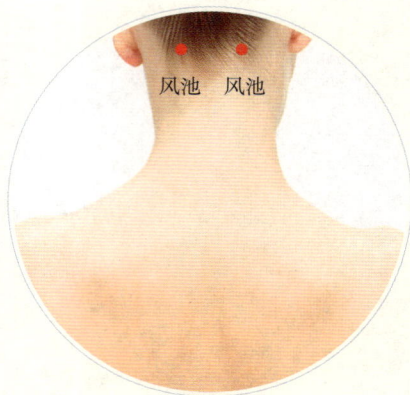

（3）偏头痛：太阳（图 6-13）。

太阳：眉梢与目外眦之间向后约 1 寸处凹陷中。为眉梢延长线与目外眦延长线之交点处即是本穴。

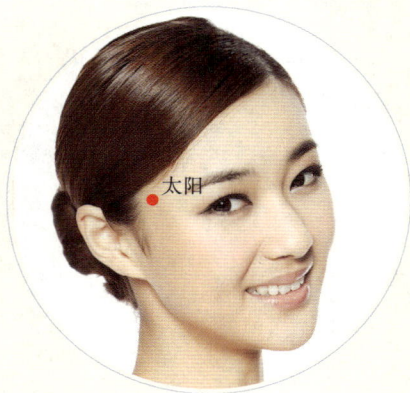

图 6-13　太阳穴的体表位置

（4）颠顶痛：百会（图 6-14）。

百会：前发际正中直上 5 寸，或两耳尖连线的中点。

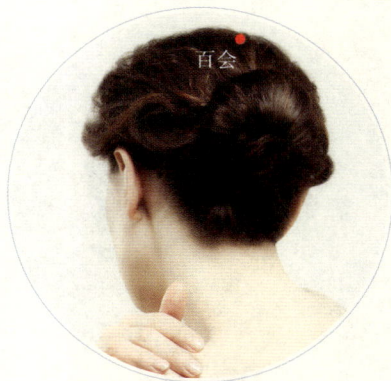

图 6-14　百会穴的体表位置

○ 操作

　　本病主穴每次治疗必选，配穴根据辨证选取。将电针仪的电极片负极放置在主穴，正极放置在配穴。或毫针针刺各穴后，主穴连负极，配穴连正极。选连续波，频率120次/分，强刺激强度，以患者耐受为度，通电30分钟。每日1次，10次为1个疗程。一疗程结束后间隔3天，开始下一疗程。

哮 喘

概述

　　支气管哮喘是以阵发性呼吸喘促伴喉间哮鸣音为主要临床特征的一种支气管反应性过度增高的疾病。

病因病机

　　本病病因为外邪、饮食、情志、劳倦等诱因引发肺内之宿痰，致痰阻气道，肺气上逆，发为哮喘。久病则逐渐累及心、脾、肾等脏腑，由实转虚。

辨证

　　（1）冷证：遇寒触发，咳痰稀白，舌苔白。

　　（2）热证：痰黄黏稠，声高息涌，舌苔黄。

　　（3）虚证：气短，咳声低，少痰。

治疗

◉取穴

主穴：肺俞、膻中（图6-15、图6-16）。

肺俞：第三胸椎棘突下旁开1.5寸。取穴法类似大杼，由大椎穴再向下推三个椎骨为第三胸椎，该椎骨下缘旁开两横指（食中指）处即是本穴。

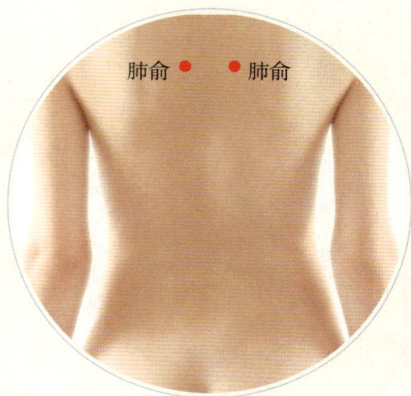

图6-15　肺俞穴的体表位置

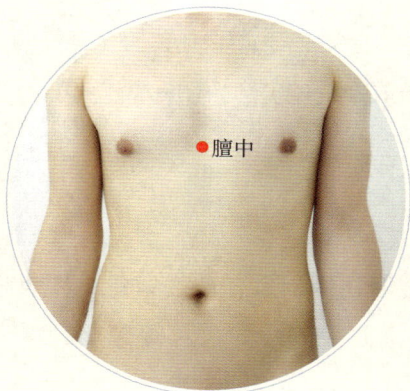

图6-16　膻中穴的体表位置

膻中：前正中线上，平第四肋间，两乳头连线的中点。

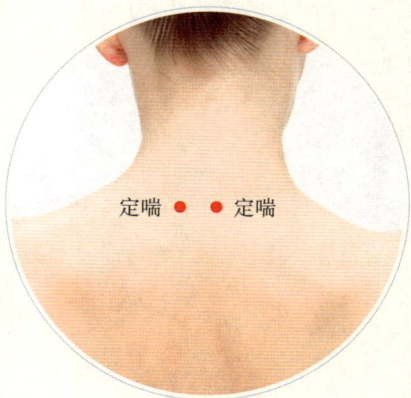

图6-17　定喘穴的体表位置

配穴

（1）寒证：定喘、外关（图6-17、图6-18）。

定喘：大椎穴旁开0.5寸。以大拇指指关节横纹中点压在大椎穴上，其两侧纹头边缘所在处即是本穴。

外关：阳池与肘尖的连线上，桡骨与尺骨之间，腕背侧远端横纹上2寸。立掌，腕背横纹中点上两拇指，前臂两骨头（桡骨、尺骨）之间即是本穴。

（2）热证：合谷、曲池（图6-19、图6-20）。

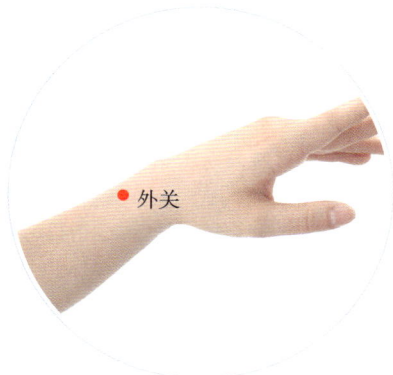

图 6-18　外关穴的体表位置

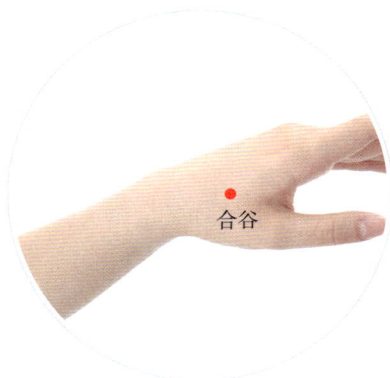

图 6-19　合谷穴的体表位置

合谷：手背第一、二掌骨间，当第二掌骨桡侧中点处。拇、食指并拢，第一、二掌骨间的肌肉隆起之顶端处即是本穴。

曲池：肘横纹外侧端，屈肘，在尺泽与肱骨外上髁连线中点凹陷处。仰掌屈肘成45°，肘关节桡侧，肘横纹头即是本穴。

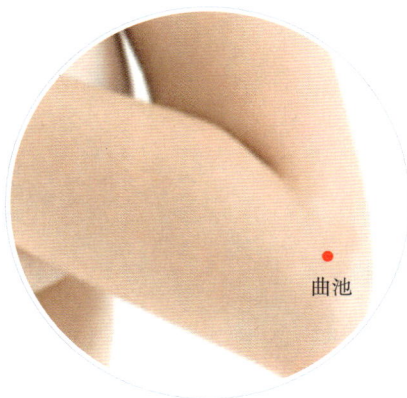

图 6-20　曲池穴的体表位置

（3）虚证：脾俞、肾俞（图6-21）。

脾俞：第十一胸椎棘突下旁开1.5寸。与肚脐中相对应处即为第二腰椎（参考命门穴取穴法），由此腰椎往上摸三个椎体即为第十一胸椎，其棘突下双侧各旁开两横指（食中指）处即是本穴。

肾俞：第二腰椎棘突下旁开1.5寸。先取命门穴（参考命门穴的取穴法），再由命门穴双侧各旁开两横指（食中指）处即是本穴。

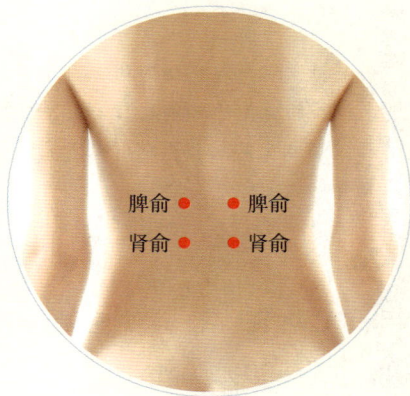

图 6-21　脾俞、肾俞穴的体表位置

操作

本病主穴每次治疗必选，配穴根据辨证选取。将电针仪的电极片负极放置在主穴，正极放置在配穴。或毫针针刺各穴后，主穴连负极，配穴连正极。先选连续波，5分钟后改用疏密波，10分钟后由中等刺激量调为强刺激，一共通电30分钟。每日1次，10次为1个疗程。一疗程结束后间隔3天，开始下一疗程。

呃　逆

概述

呃逆，又称打嗝，是因气逆动膈，致喉间呃呃有声，声短而频，不能自控的病证，相当于西医学的膈肌痉挛。

病因病机

本病的发生多因饮食不当、情志不舒或正气亏虚所致。主要病机为胃失和降，胃气上逆动膈。

辨证

（1）胃寒积滞：呃声沉缓有力，遇寒加重。

（2）胃火上逆：呃声洪亮有力，口臭，烦渴，喜冷饮。

（3）肝气犯胃：呃逆常因情志不畅而诱发或加重。

（4）脾胃虚弱：呃声低微无力。

治疗

取穴

主穴：内关、中脘（图6-22、图6-23）。

内关：腕横纹上2寸，掌长肌腱与桡侧腕屈肌腱之间。仰掌，微屈腕关节，在掌后第一横纹上两拇指，当在这两条大筋处即是本穴。

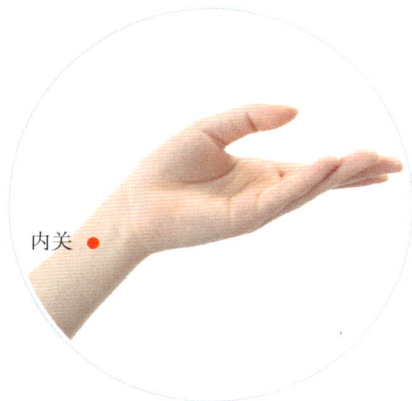

图 6-22　内关穴的体表位置

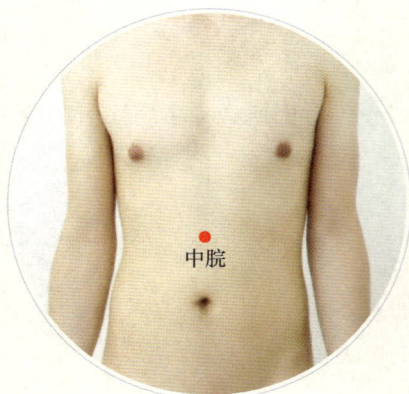

中脘：腹正中线上，脐中上 4 寸。脐中央与胸骨体下缘连线的中点处即是本穴。

图 6-23　中脘穴的体表位置

配穴

（1）胃寒积滞：天枢、胃俞（图 6-24、图 6-25）。

天枢：脐中旁开 2 寸。由脐中作一条垂直于腹正中线的水平线，再由乳头与前正中线之间的中点作一条地面的垂直线，此两线的相交点即是本穴。

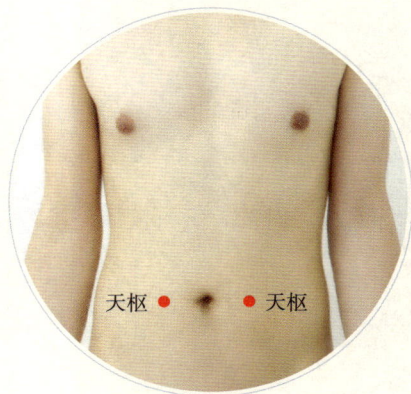

图 6-24　天枢穴的体表位置

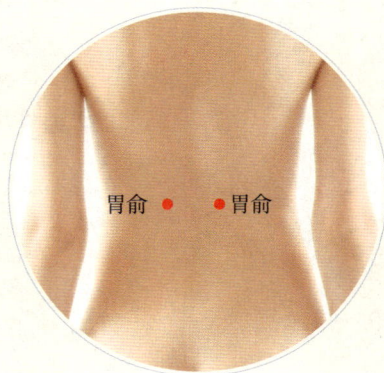

图 6-25　胃俞穴的体表位置

胃俞：第十二胸椎棘突下旁开 1.5 寸。与肚脐中相对应处即为第二腰椎（参考命门穴取穴法），由此腰椎往上摸两个椎体即为第十二胸椎，其棘突下双侧各旁开两横指（食中指）处即是本穴。

（2）**胃火上逆**：内庭、胃俞（图6-26、图6-27）。

内庭：足背第二、三趾间的缝纹端。足背，第二、三趾缝纹端正中后上0.5寸（约半横指），在第二、三跖趾关节前凹陷处即是本穴。

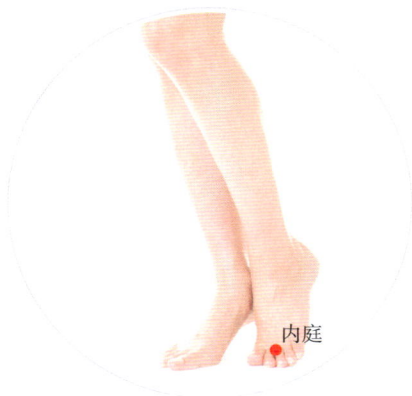

图6-26 内庭穴的体表位置

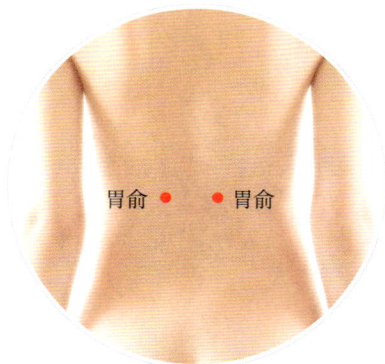

图6-27 胃俞穴的体表位置

胃俞：第十二胸椎棘突下旁开1.5寸。与肚脐中相对应处即为第二腰椎（参考命门穴取穴法），由此腰椎往上摸两个椎体即为第十二胸椎，其棘突下双侧各旁开两横指（食中指）处即是本穴。

（3）**肝气犯胃**：太冲、足三里（图6-28、图6-29）。

太冲：足背第一、二跖骨结合部之前的凹陷中。足背，由第一、二趾间缝纹头向足背上推，至其两骨联合前缘凹陷中（约缝纹头上两横指）处即是本穴。

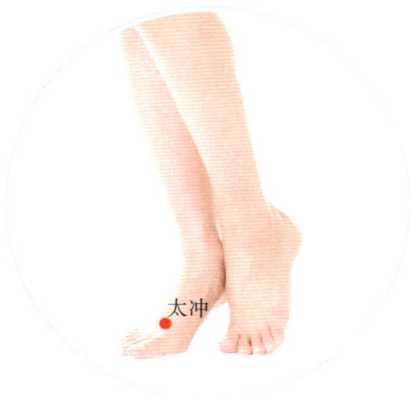

图6-28 太冲穴的体表位置

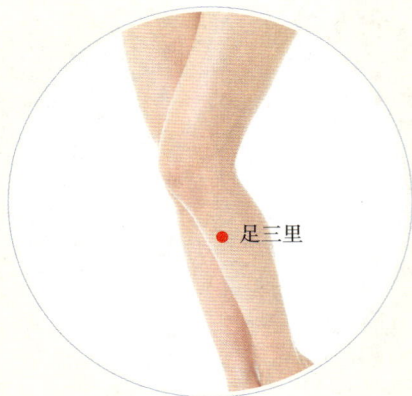

足三里：犊鼻下3寸，胫骨前嵴外一横指。站位，用同侧手掌张开虎口，围住髌骨上外缘，四指直指向下，中指尖所指处即是本穴。

图 6-29　足三里穴的体表位置

（4）脾胃虚弱：脾俞、胃俞（图6-30）。

脾俞：第十一胸椎棘突下旁开1.5寸。与肚脐中相对应处即为第二腰椎（参考命门穴取穴法），由此腰椎往上摸三个椎体即为第十一胸椎，其棘突下双侧各旁开两横指（食中指）处即是本穴。

胃俞：第十二胸椎棘突下旁开1.5寸。与肚脐中相对应处即为第二腰椎（参考命门穴取穴法），由此腰椎往上摸两个椎体即为第十二胸椎，其棘突下双侧各旁开两横指（食中指）处即是本穴。

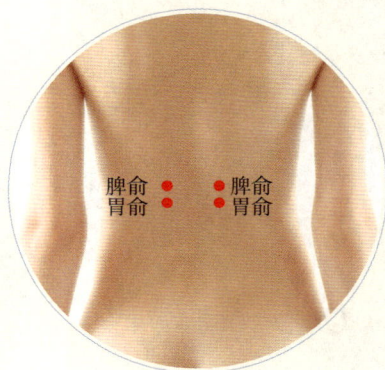

图 6-30　脾俞、胃俞穴的体表位置

操作

　　本病主穴每次治疗必选，配穴根据辨证选取。将电针仪的电极片负极放置在主穴，正极放置在配穴。或毫针针刺各穴后，主穴连负极，配穴连正极。选用密波，刺激量以患者耐受为度，通电30分钟。每日1次，5次为1个疗程。

胃　炎

概述

胃炎是指各种原因引起的胃黏膜炎性或萎缩性病变。临床上以上腹部反复发作性疼痛为主要症状的疾病。

病因病机

本病的发生多因饮食不调，感受寒邪，饮酒过度所致；或因情志不畅，肝郁气滞，肝气犯胃所致；或劳倦过度，脾胃虚弱所致。胃气阻滞，胃失和降为本病的基本病机。

辨证

（1）饮食伤胃：胃痛胀满拒按，嗳腐吞酸，呕吐不消化食物，吐后痛减。

（2）寒邪客胃：胃痛得温痛减，遇寒加重。

（3）肝气犯胃：胃痛连及两肋，攻撑走窜。

（4）脾胃虚弱：胃脘隐痛，喜暖喜按。

治疗

取穴

主穴：中脘、足三里（图6-31、图6-32）。

中脘：腹正中线上，脐中上 4 寸。脐中央与胸骨体下缘连线的中点处即是本穴。

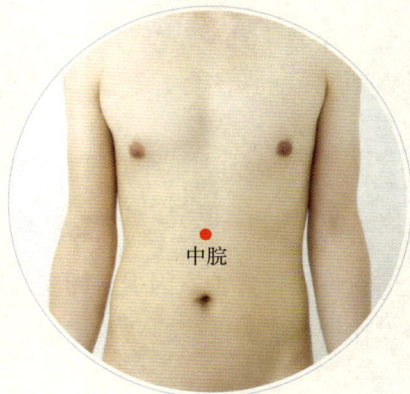

图 6-31　中脘穴的体表位置

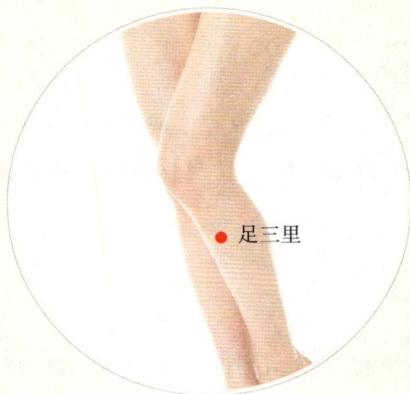

图 6-32　足三里穴的体表位置

足三里：犊鼻下 3 寸，胫骨前嵴外一横指。站位，用同侧手掌张开虎口，围住髌骨上外缘，四指直指向下，中指尖所指处即是本穴。

配穴

（1）饮食伤胃：内关（图 6-33）。

内关：腕横纹上 2 寸，掌长肌腱与桡侧腕屈肌腱之间。仰掌，微屈腕关节，在掌后第一横纹上两拇指、当在这两条大筋处即是本穴。

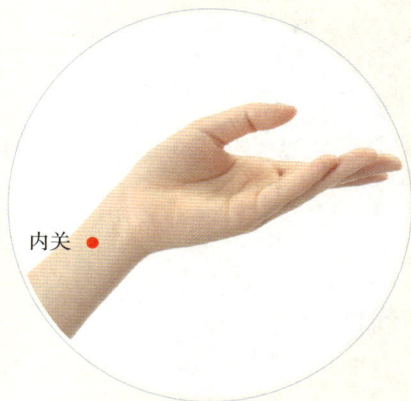

图 6-33　内关穴的体表位置

（2）寒邪客胃：关元（图 6-34）。

关元：腹正中线上，脐中下 3 寸。脐中直下四横指处即是本穴。

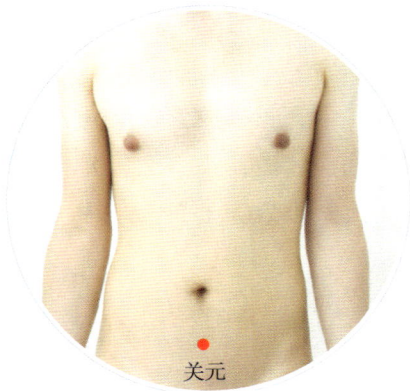

图 6-34　关元穴的体表位置

（3）肝气犯胃：太冲（图 6-35）。

太冲：足背第一、二跖骨结合部之前的凹陷中。足背，由第一、二趾间缝纹头向足背上推，至其两骨联合前缘凹陷中（约缝纹头上两横指）处即是本穴。

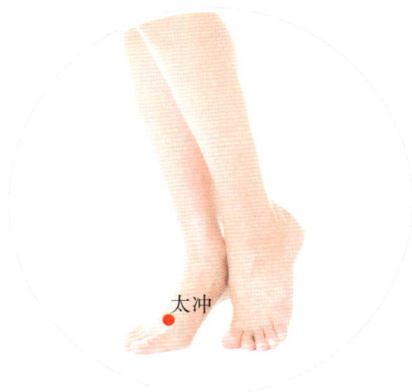

图 6-35　太冲穴的体表位置

（4）脾胃虚弱：脾俞、胃俞（图 6-36）。

脾俞：第十一胸椎棘突下旁开 1.5 寸。与肚脐中相对应处即为第二腰椎（参考命门穴取穴法），由此腰椎往上摸三个椎体即为第十一胸椎，其棘突下双侧各旁开两横指（食中指）处即是本穴。

胃俞：第十二胸椎棘突下旁开 1.5 寸。与肚脐中相对应处即为第二腰椎（参考命门穴取穴法），由此腰椎往上摸两个椎体即为第十二胸椎，其棘突下双侧各旁开两横指（食中指）处即是本穴。

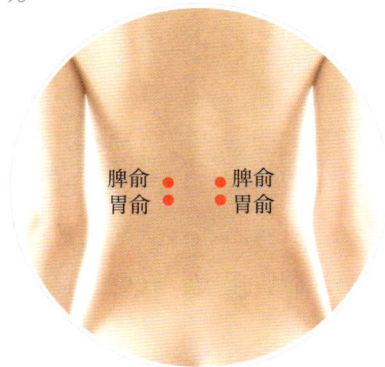

图 6-36　脾俞、胃俞穴的体表位置

操作

本病主穴每次治疗必选，配穴根据辨证选取。将电针仪的电极片负极放置在主穴，正极放置在配穴。或毫针针刺各穴后，主穴连负极，配穴连正极。选连续波，频率 120 次 / 分，强度以患者耐受为度，通电 30 分钟。每日 1 次，10 次为 1 个疗程。一疗程结束后间隔 3 天，开始下一疗程。

溃疡性结肠炎

概述

溃疡性结肠炎是一种慢性、非特异性结肠炎症。临床表现为黏液血性腹泻、左下腹痛和里急后重。本病多起病缓慢，常为发作期和缓解期交替，少数持续并逐渐加重。

病因病机

本病的发生多与感受外邪，饮食不洁，情志不调，禀赋不足有关。主要病机为脾失健运，湿浊内生，郁而化热，日久由实转虚，伤及肾阳。

辨证

（1）胃肠湿热：泻下急迫，泄而不爽，肛门灼热。

（2）肝脾不和：泄泻反复不愈，每因情志不遂复发。

（3）脾肾阳虚：五更泄泻，完谷不化，腰酸肢冷。

治疗

○取穴

主穴：天枢、上巨虚、足三里、大肠俞（图 6-37~ 图 6-39）。

天枢：脐中旁开 2 寸。由脐中作一条垂直于腹正中线的水平线，再由乳头与前正中线之间的中点作一条地面的垂直线，此两线的相交点即是本穴。

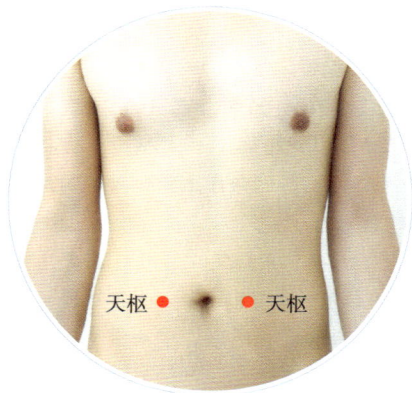

图 6-37　天枢穴的体表位置

上巨虚：犊鼻下 6 寸，胫骨前嵴外一横指。外膝眼（犊鼻穴）穴向下直量两次四横指处，当胫、腓骨之间即是本穴。

足三里：犊鼻下 3 寸，胫骨前嵴外一横指。站位，用同侧手掌张开虎口、围住髌骨上外缘，四指直指向下，中指尖所指处即是本穴。

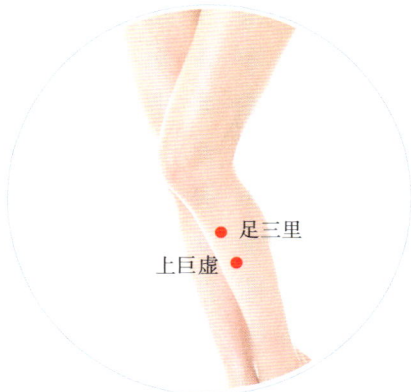

图 6-38　上巨虚、足三里穴的体表位置

大肠俞：第四腰椎棘突下旁开 1.5 寸。髂嵴最高点的连线与脊柱之交点即为第四腰椎棘突下，由此向双侧各旁开两横指（食中指）处即是本穴。

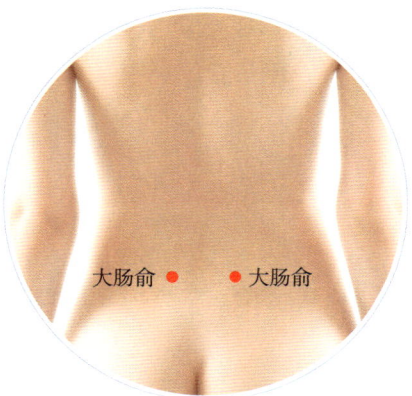

图 6-39　大肠俞穴的体表位置

配穴

（1）胃肠湿热：阴陵泉、三阴交（图6-40）。

阴陵泉：胫骨内侧髁后下方凹陷中。患者取坐位，用拇指沿小腿内侧骨内缘（即胫骨内侧）由下往上推，至拇指抵膝关节下时，胫骨向内上弯曲之凹陷处即是本穴。

三阴交：内踝尖上3寸，胫骨内侧缘后方。以手四指并拢，小指下边缘紧靠内踝尖上，食指上缘所在水平线与胫骨后缘的交点即是本穴。

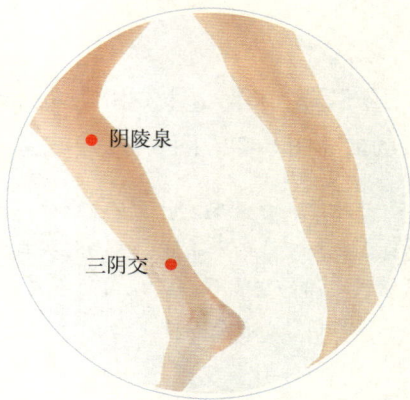

图6-40　阴陵泉、三阴交穴的体表位置

（2）肝脾不和：肝俞、脾俞（图6-41）。

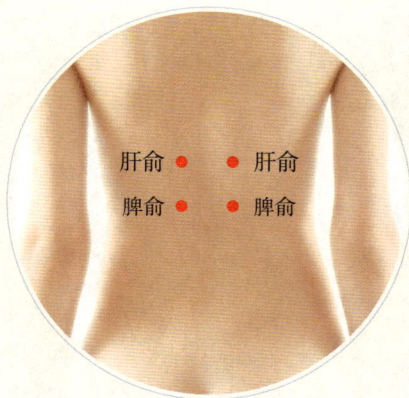

图6-41　肝俞、脾俞穴的体表位置

肝俞：第九胸椎棘突下旁开1.5寸。取穴法类似膈俞，由膈俞穴再向下推两个椎骨为第九胸椎，该椎骨棘突下双侧各旁开两横指（食中指）处即是本穴。

脾俞：第十一胸椎棘突下旁开1.5寸。与肚脐中相对应处即为第二腰椎（参考命门穴取穴法），由此腰椎往上摸三个椎体即为第十一胸椎，其棘突下双侧各旁开两横指（食中指）处即是本穴。

（3）**脾肾阳虚**：脾俞、肾俞（图6-42）。

脾俞：第十一胸椎棘突下旁开1.5寸。与肚脐中相对应处即为第二腰椎（参考命门穴取穴法），由此腰椎往上摸三个椎体即为第十一胸椎，其棘突下双侧各旁开两横指（食中指）处即是本穴。

肾俞：第二腰椎棘突下旁开1.5寸。先取命门穴（参考命门穴的取穴法），再由命门穴双侧各旁开两横指（食中指）处即是本穴。

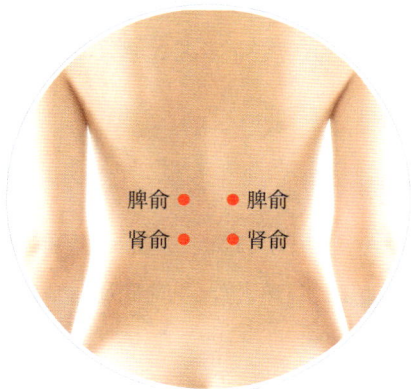

🔺6-42 脾俞、肾俞穴的体表位置

操作

本病主穴每次治疗必选，配穴根据辨证选取。将电针仪的电极片负极放置在主穴，正极放置在配穴。或毫针针刺各穴后，主穴连负极，配穴连正极。选连续波，频率200次/分，通电30分钟。每日1次，10次为1个疗程。一疗程结束后间隔3天，开始下一疗程。

胆囊炎

概述

胆囊炎是由细菌性感染或化学性刺激引起的胆囊炎性病变。临床主要表现为右上腹持续性疼痛，阵发性加剧，可向右肩背放射，常伴发热、恶心呕吐。

病因病机

本病的发生多因饮食不节，七情所伤，肝郁气滞，湿热熏蒸，蛔入胆道所致。

辨证

（1）肝郁气滞：胀痛，疼痛每因情志变化而增减。

（2）湿热蕴结：触痛明显，拒按，恶心呕吐，厌油腻。

（3）肝阴不足：隐痛，绵绵不绝，遇劳加重。

治疗

取穴

主穴：胆俞、阳陵泉（图6-43、图6-44）。

胆俞：第十胸椎棘突下旁开1.5寸。取穴法类似膈俞，由膈俞穴再向下推三个椎骨为第十胸椎，该椎骨棘突下双侧各旁开两横指（食中指）处即是本穴。

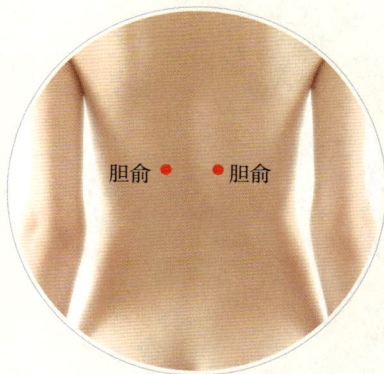

图6-43 胆俞穴的体表位置

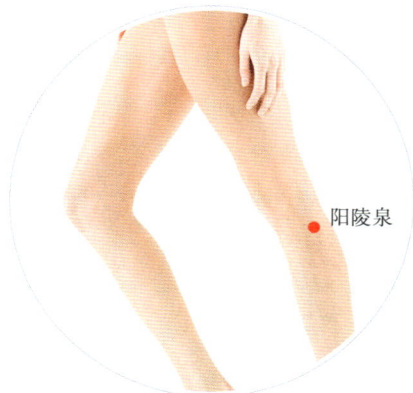

图6-44 阳陵泉穴的体表位置

阳陵泉：当腓骨头前下方凹陷处。坐位，屈膝成90°、膝关节外下方，腓骨小头前缘与下缘交叉处有一凹陷即是本穴。

配穴

（1）肝郁气滞：肝俞、太冲（图6-45、图6-46）。

肝俞：第九胸椎棘突下旁开1.5寸。取穴法类似膈俞，由膈俞穴再向下推两个椎骨为第九胸椎，该椎骨棘突下双侧各旁开两横指（食中指）处即是本穴。

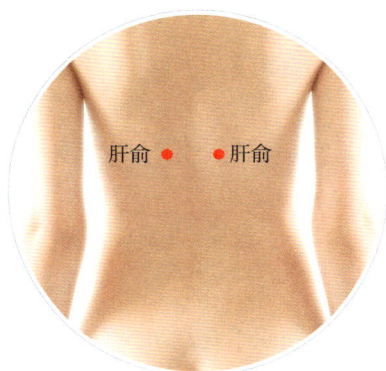

图6-45 肝俞穴的体表位置

太冲：足背第一、二跖骨结合部之前的凹陷中。足背，由第一、二趾间缝纹头向足背上推，至其两骨联合前缘凹陷中（约缝纹头上两横指）处即是本穴。

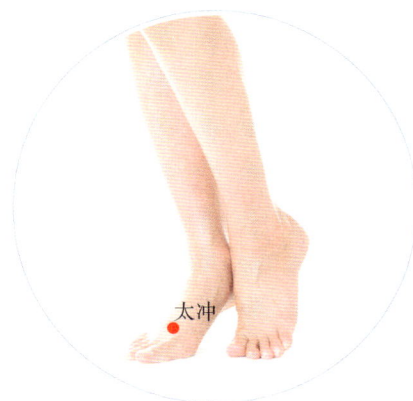

图6-46 太冲穴的体表位置

（2）湿热蕴结：中脘、三阴交（图6-47、图6-48）。

中脘：腹正中线上，脐中上4寸。脐中央与胸骨体下缘连线的中点处即是本穴。

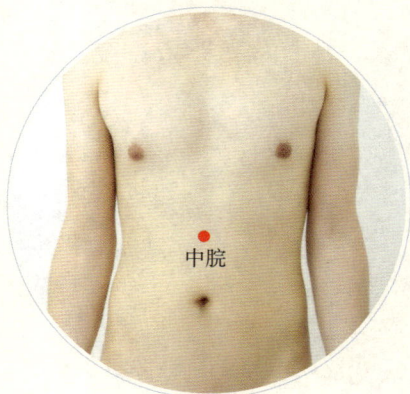

图 6-47　中脘穴的体表位置

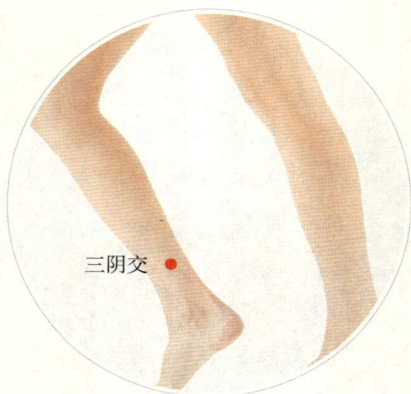

图 6-48　三阴交穴的体表位置

三阴交：内踝尖上3寸，胫骨内侧缘后方。以手四指并拢，小指下边缘紧靠内踝尖上，食指上缘所在水平线与胫骨后缘的交点即是本穴。

（3）肝阴不足：肝俞、肾俞（图6-49）。

肝俞：第九胸椎棘突下旁开1.5寸。取穴法类似膈俞，由膈俞穴再向下推两个椎骨为第九胸椎，该椎骨棘突下双侧各旁开两横指（食中指）处即是本穴。

肾俞：第二腰椎棘突下旁开1.5寸。先取命门穴（参考命门穴的取穴法），再由命门穴双侧各旁开两横指（食中指）处即是本穴。

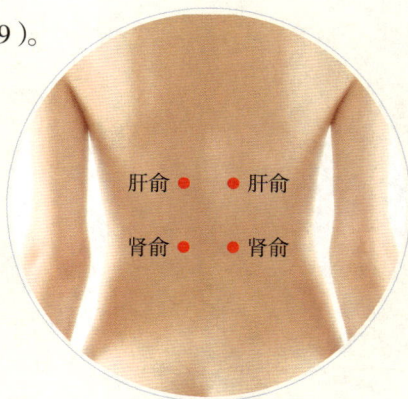

图 6-49　肝俞、肾俞穴的体表位置

○ 操作

本病主穴每次治疗必选，配穴根据辨证选取。将电针仪的电极片负极放置在主穴，正极放置在配穴。或毫针针刺各穴后，主穴连负极，配穴连正极。选连续波，中度刺激量，通电 15 分钟。每日 1 次，5 次为 1 个疗程。一疗程结束后间隔 3 天，开始下一疗程。

便　秘

概述

便秘是指大便秘结，排便周期延长，或虽有便意但排便困难的病症。临床常伴腹胀、腹痛、纳呆、口臭、痔疮等症。本病起病缓慢，中老年多发，女性多见。

病因病机

本病多因饮食不节，情志失调，年老体虚，外感风寒等因素所致。病机主要是热结、气滞、寒凝、气血阴阳亏虚引起肠道传导失司。

辨证

（1）热秘：粪质干燥，便下困难，肛门灼热，舌苔黄燥或厚腻。

（2）寒秘：粪质干结，排出困难，舌淡苔白滑。

（3）气秘：粪质不很干，矢气多，排便断续不畅。

（4）虚秘：粪质不干，欲便不出，便下无力。

治疗

取穴

主穴：天枢、大肠俞、支沟、上巨虚（图 6-50~ 图 6-53）。

天枢：脐中旁开 2 寸。由脐中作一条垂直于腹正中线的水平线，再由乳头与前正中线之间的中点作一条地面的垂直线，此两线的相交点即是本穴。

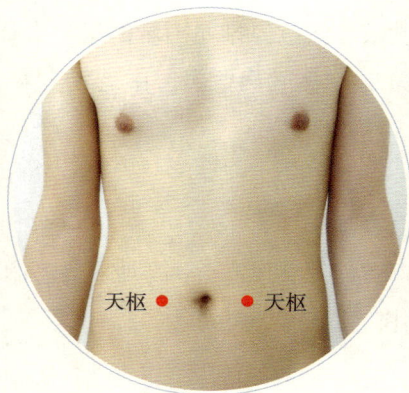

大肠俞 ● ● 大肠俞

图 6-50　大肠俞穴的体表位置

大肠俞：第四腰椎棘突下旁开 1.5 寸。髂嵴最高点的连线与脊柱之交点即为第四腰椎棘突下，由此向双侧各旁开两横指（食中指）处即是本穴。

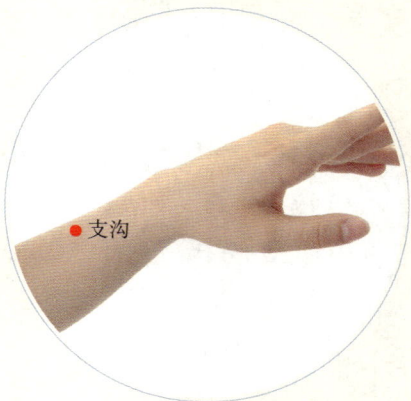

天枢 ● ● 天枢

图 6-51　天枢穴的体表位置

支沟：阳池与肘尖的连线上，桡骨与尺骨之间，腕背横纹上 3 寸。掌背腕横纹中点上四横指，前臂两骨头（桡骨、尺骨）之间即是本穴。

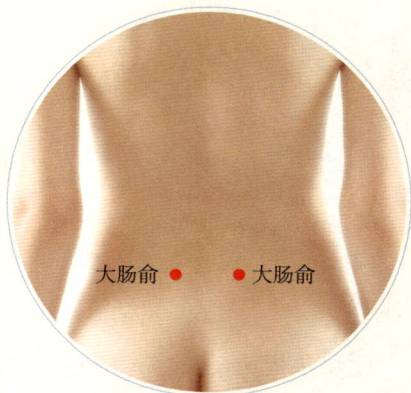

● 支沟

图 6-52　支沟穴的体表位置

上巨虚：犊鼻下 6 寸，胫骨前嵴外一横指。外膝眼（犊鼻穴）穴向下直量两次四横指处，当胫、腓骨之间即是本穴。

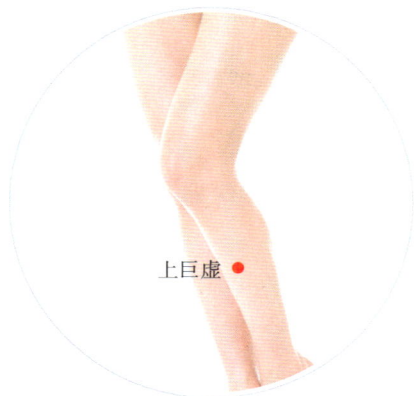

图 6-53　上巨虚穴的体表位置

配穴

（1）**热秘**：合谷、曲池（图 6-54、图 6-55）。

合谷：手背第一、二掌骨间，当第二掌骨桡侧中点处。拇、食指并拢，第一、二掌骨间的肌肉隆起之顶端处即是本穴。

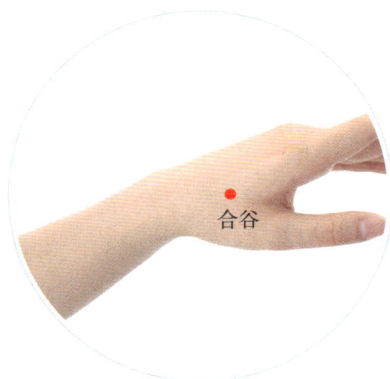

图 6-54　合谷穴的体表位置

曲池：肘横纹外侧端，屈肘，在尺泽与肱骨外上髁连线中点凹陷处。仰掌屈肘成 45°，肘关节桡侧、肘横纹头即是本穴。

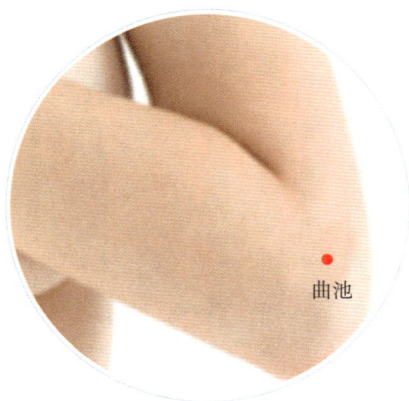

图 6-55　曲池穴的体表位置

（2）**寒秘**：命门、关元（图6-56、图6-57）。

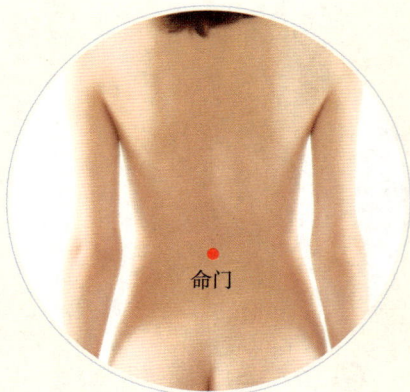

图6-56　命门穴的体表位置

命门：第二腰椎棘突下凹陷中。直立，由肚脐中作一线环绕身体一周，该线与后正中线的交点即是本穴。

关元：腹正中线上，脐中下3寸。脐中直下四横指处即是本穴。

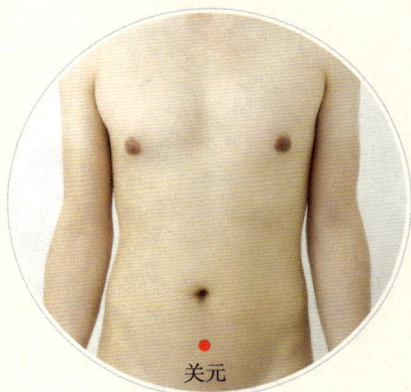

图6-57　关元穴的体表位置

（3）**气秘**：中脘、太冲（图6-58、图6-59）。

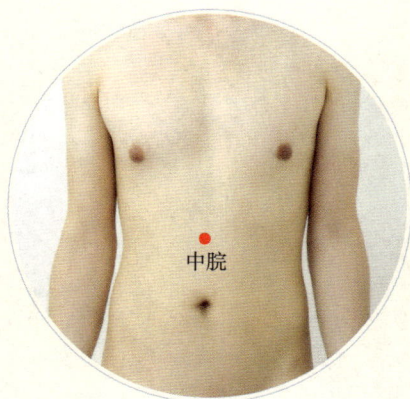

图6-58　中脘穴的体表位置

中脘：腹正中线上，脐中上4寸。脐中央与胸骨体下缘连线的中点处即是本穴。

太冲：足背第一、二跖骨结合部之前的凹陷中。足背，由第一、二趾间缝纹头向足背上推，至其两骨联合前缘凹陷中（约缝纹头上两横指）处即是本穴。

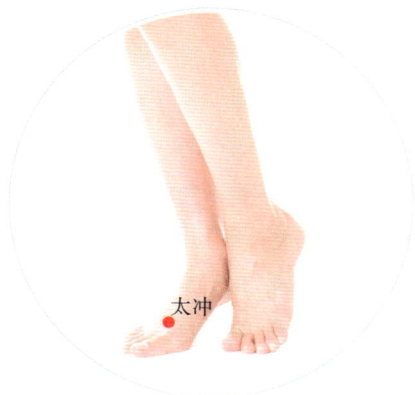

图 6-59 太冲穴的体表位置

（4）虚秘：脾俞、肾俞（图6-60）。

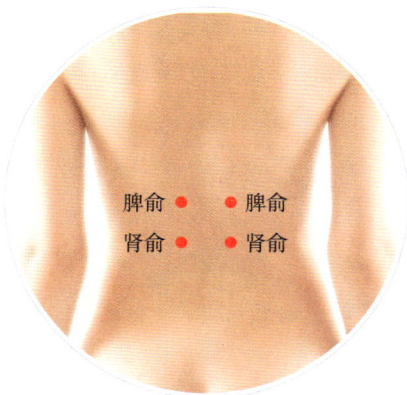

图 6-60 脾俞、肾俞穴的体表位置

脾俞：第十一胸椎棘突下旁开1.5寸。与肚脐中相对应处即为第二腰椎（参考命门穴取穴法），由此腰椎往上摸三个椎体即为第十一胸椎，其棘突下双侧各旁开两横指（食中指）处即是本穴。

肾俞：第二腰椎棘突下旁开1.5寸。先取命门穴（参考命门穴的取穴法），再由命门穴双侧各旁开两横指（食中指）处即是本穴。

○ **操作**

本病主穴每次治疗必选，配穴根据辨证选取。将电针仪的电极片负极放置在主穴，正极放置在配穴。或毫针针刺各穴后，主穴连负极，配穴连正极。实证选断续波，强刺激强度，以患者耐受为度，通电30分钟。虚证选疏密波，中等刺激量，每次20分钟。每日1~2次，便下为止。

面神经麻痹

概述

本病又名面瘫，是指茎乳突孔内急性非化脓性炎症引起周围面神经麻痹。以口、眼向一侧㖞斜为主要临床症状的病症。本病多发病突然，常伴有患侧耳后乳突疼痛。

病因病机

本病多由于正气不足，脉络空虚，卫外不固，风邪乘虚入中头面阳明经络，使面部一侧营卫不和，气血阻滞，面部肌肉失于濡养，导致肌肉弛缓甚至瘫痪。

辨证

（1）风寒证：多有面部吹风着凉诱因，伴恶寒、头痛等外感症状。
（2）风热证：多继发于感冒发热后，伴耳后乳突疼痛。

治疗

◎取穴

主穴：合谷、地仓、阳白、四白（图6-61、图6-62）。

合谷：手背第一、二掌骨间，当第二掌骨桡侧中点处。拇、食指并拢，第一、二掌骨间的肌肉隆起之顶端处即是本穴。

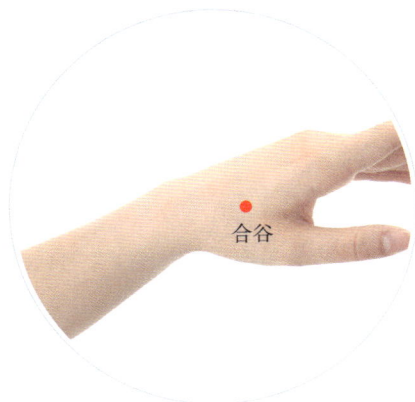

图 6-61　合谷穴的体表位置

地仓：目正视，瞳孔直下，口角外侧。正坐位，平视，瞳孔直下垂线与口角水平线相交点即是本穴。

阳白：目正视，瞳孔直上，眉上1寸。眼睛平视前方，由眉毛中点直上一横指处即是本穴。

四白：目正视，瞳孔直下，当眶下孔凹陷中。同身拇指横放在眼下，拇指掌指关节横纹垂直正对瞳孔，横纹上端在眼眶骨下缘中点，横纹下端即是本穴。

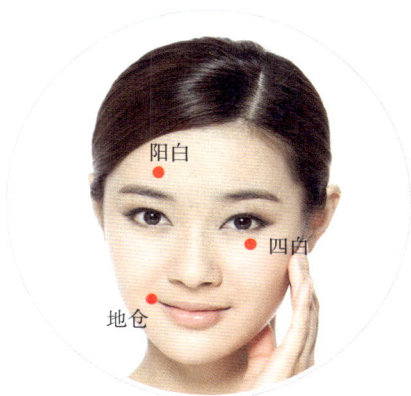

图 6-62　地仓、阳白、四白穴的体表位置

配穴

（1）风寒证：外关、曲池（图6-63、图6-64）。

外关：阳池与肘尖的连线上，桡骨与尺骨之间，腕背侧远端横纹上2寸。立掌，腕背横纹中点上两拇指，前臂两骨头（桡骨、尺骨）之间即是本穴。

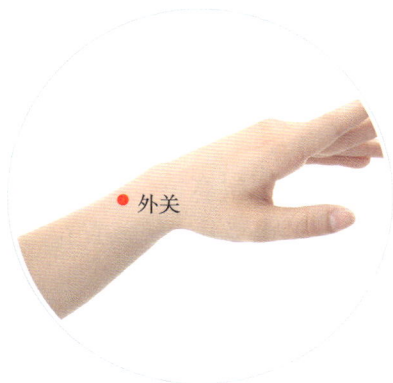

图 6-63　外关穴的体表位置

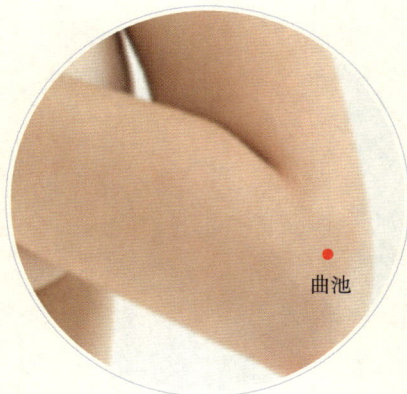

曲池：肘横纹外侧端，屈肘，在尺泽与肱骨外上髁连线中点凹陷处。仰掌屈肘成 45°，肘关节桡侧、肘横纹头即是本穴。

图 6-64　曲池穴的体表位置

（2）风热证：翳风、风池（图6-65）。

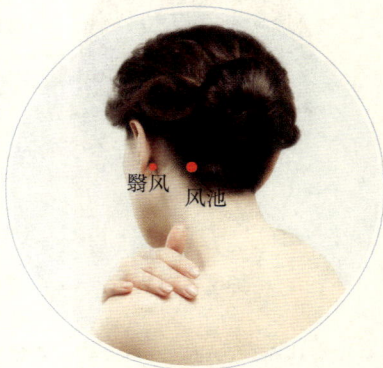

翳风：耳垂后方，当乳突与下颌角之间的凹陷中。

风池：后发际正中上 1 寸，胸锁乳突肌与斜方肌上端之间的凹陷处。俯伏坐位，医者从枕骨粗隆两侧向下推按，当至枕骨下凹陷处与乳突之间时，用力按有麻胀感处即是本穴。

图 6-65　翳风、风池穴的体表位置

⚙ **操作**

本病主穴每次治疗选取 3~4 个穴位，交替使用；配穴根据辨证选取。将电针仪的电极片负极放置在主穴，正极放置在配穴。或毫针针刺各穴后，主穴连负极，配穴连正极。选疏密波，频率 30 次 / 分，轻刺激强度，通电 30 分钟。每日 1 次，10 次为 1 个疗程。一疗程结束后间隔 3 天，开始下一疗程。

帕金森病

概述

本病是中枢神经系统变性的椎体外系疾病。临床以头部或肢体静止性震颤、动作迟缓、肌强直和姿态异常为主要特征。大多数患者在 60 岁以后发病，具有起病隐匿、发展缓慢、逐渐加剧的特点，又名震颤麻痹。

病因病机

本病多由肝肾阴虚、脑髓不足、筋脉失养，或风火夹痰、痰热互阻、阻滞经脉所致。

辨证

（1）脑髓不足：头摇肢颤伴头晕、健忘、痴呆等症。

（2）痰热风动：头摇肢颤伴头晕、耳鸣、烦躁、易怒，大便干等症。

治疗

○ 取穴

主穴：百会、风池、合谷、太冲（图 6-66~ 图 6-68 ）。

百会：前发际正中直上5寸，或两耳尖连线的中点。

风池：后发际正中上1寸，胸锁乳突肌与斜方肌上端之间的凹陷处。俯伏坐位，医者从枕骨粗隆两侧向下推按，当至枕骨下凹陷处与乳突之间时，用力按有麻胀感处即是本穴。

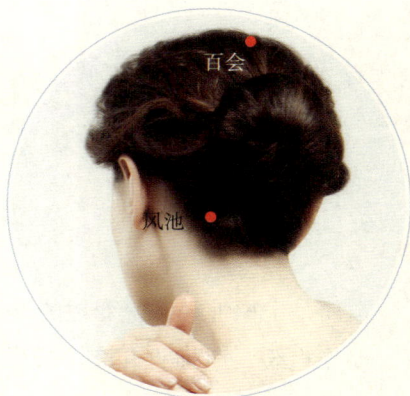

图6-66 百会、风池穴的体表位置

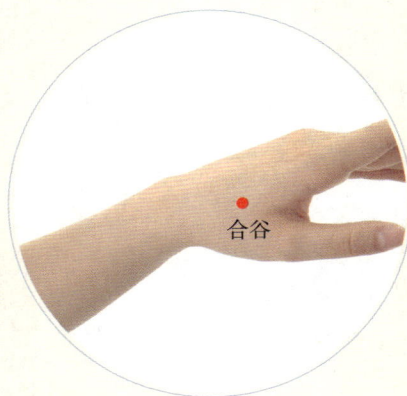

图6-67 合谷穴的体表位置

合谷：手背第一、二掌骨间，当第二掌骨桡侧中点处。拇、食指并拢，第一、二掌骨间的肌肉隆起之顶端处即是本穴。

太冲：足背第一、二跖骨结合部之前的凹陷中。足背，由第一、二趾间缝纹头向足背上推，至其两骨联合前缘凹陷中（约缝纹头上两横指）处即是本穴。

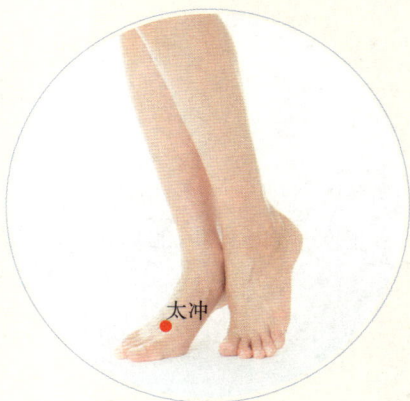

图6-68 太冲穴的体表位置

配穴

（1）脑髓不足：肾俞、三阴交（图6-69、图6-70）。

肾俞：第二腰椎棘突下旁开1.5寸。先取命门穴（参考命门穴的取穴法），再由命门穴双侧各旁开两横指（食中指）处即是本穴。

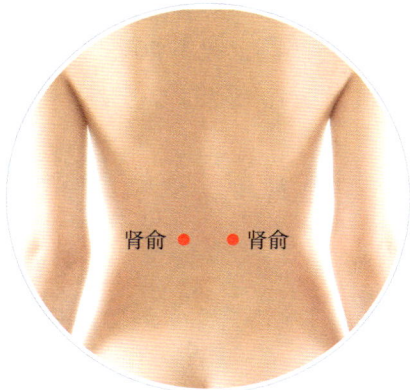

图6-69　肾俞穴的体表位置

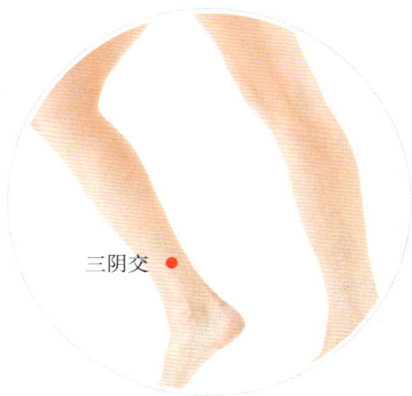

图6-70　三阴交穴的体表位置

三阴交：内踝尖上3寸，胫骨内侧缘后方。以手四指并拢，小指下边缘紧靠内踝尖上，食指上缘所在水平线与胫骨后缘的交点即是本穴。

（2）痰热风动：阳陵泉、丰隆（图6-71）。

阳陵泉：当腓骨头前下方凹陷处。坐位，屈膝成90°，膝关节外下方，腓骨小头前缘与下缘交叉处有一凹陷即是本穴。

丰隆：外踝尖上8寸，距胫骨前嵴两横指。外膝眼（犊鼻）穴与外踝前缘平外踝尖处的连线中点，距胫骨前嵴约两横指处即是本穴。

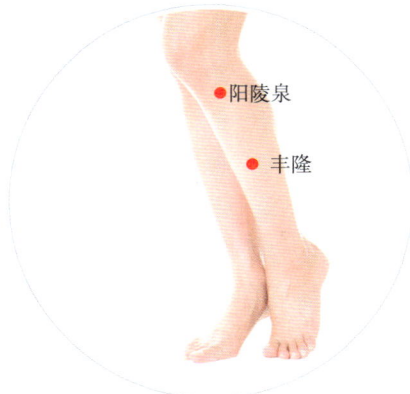

图6-71　阳陵泉、丰隆穴的体表位置

操作

　　本病主穴每次治疗必选，配穴根据辨证选取。将电针仪的电极片负极放置在主穴，正极放置在配穴。或毫针针刺各穴后，主穴连负极，配穴连正极。用连续波，频率80次/分，强刺激，以患者耐受为度，通电30分钟。每日1次，10次为1个疗程。一疗程结束后间隔3天，开始下一疗程。

癫　痫

概述

　　本病是一种反复发作性神志异常的病症。临床以突然意识丧失，甚则仆倒，不省人事，强直抽搐，口吐涎沫，两目上视或口中怪叫，苏醒后一如常人为特征。发作前可伴眩晕、胸闷等前兆，发作后常有疲倦乏力等症状。

病因病机

　　本病的发生多是由七情失调，先天因素，脑部外伤，饮食不节，劳累过度，或患他病之后造成脏腑失调，痰浊阻滞，气机逆乱，风阳内动所致。尤以痰邪作祟最重要。

辨证

　　（1）风痰闭阻：发病前多有眩晕、胸闷，舌红苔白，脉滑有力。

　　（2）痰火扰心：平时急躁易怒，心烦失眠，舌红苔黄，脉滑数。

　　（3）瘀阻脑络：平时头晕头痛，痛有定处，舌暗有瘀斑，舌苔薄白，脉涩或弦。

　　（4）心脾两虚：癫痫频发，神疲乏力，心悸气短，失眠多梦，舌淡苔白，脉沉细而弱。

（5）心肾亏虚：癫痫频发，神思恍惚，健忘，腰膝酸软，舌淡红，脉沉沉细而数。

治疗

○ 取穴

主穴：百会、中脘（图 6-72、图 6-73）。

百会：前发际正中直上 5 寸，或两耳尖连线的中点。

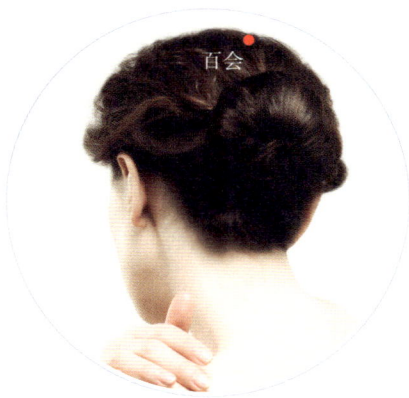

图 6-72　百会穴的体表位置

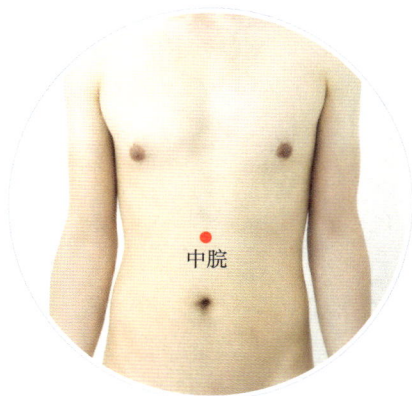

图 6-73　中脘穴的体表位置

中脘：腹正中线上，脐中上 4 寸。脐中央与胸骨体下缘连线的中点处即是本穴。

配穴

（1）风痰闭阻：风池、太冲（图6-74、图6-75）。

风池：后发际正中上1寸，胸锁乳突肌与斜方肌上端之间的凹陷处。俯伏坐位，医者从枕骨粗隆两侧向下推按、当至枕骨下凹陷处与乳突之间时，用力按有麻胀感处即是本穴。

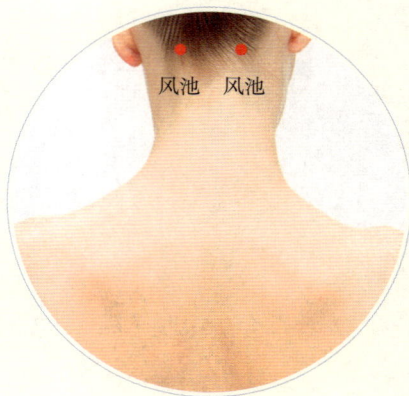

图6-74　风池穴的体表位置

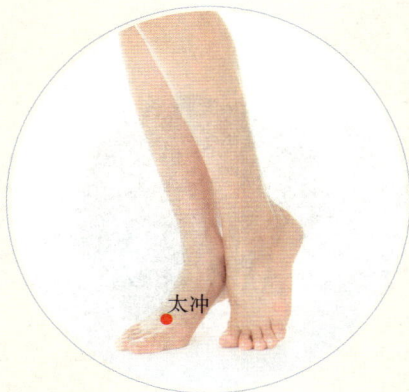

图6-75　太冲穴的体表位置

太冲：足背第一、二跖骨结合部之前的凹陷中。足背，由第一、二趾间缝纹头向足背上推，至其两骨联合前缘凹陷中（约缝纹头上两横指）处即是本穴。

（2）痰火扰心：内关、合谷（图6-76、图6-77）。

内关：腕横纹上2寸，掌长肌腱与桡侧腕屈肌腱之间。仰掌，微屈腕关节、在掌后第一横纹上两拇指，当在这两条大筋处即是本穴。

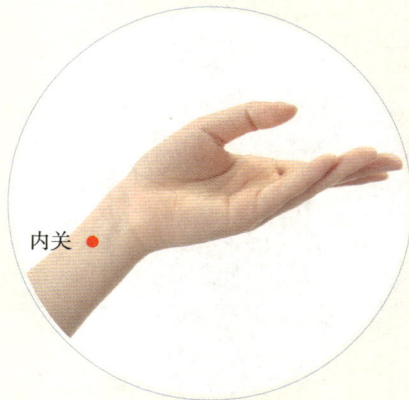

图6-76　内关穴的体表位置

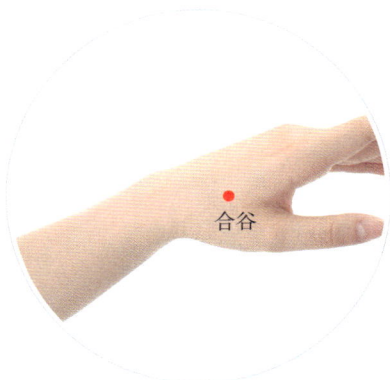

图6-77　合谷穴的体表位置

合谷：手背第一、二掌骨间，当第二掌骨桡侧中点处。拇、食指并拢，第一、二掌骨间的肌肉隆起之顶端处即是本穴。

（3）瘀阻脑络：太阳、膈俞（图6-78、图6-79）。

太阳：眉梢与目外眦之间向后约1寸处凹陷中。眉梢延长线与目外眦延长线之交点处即是本穴。

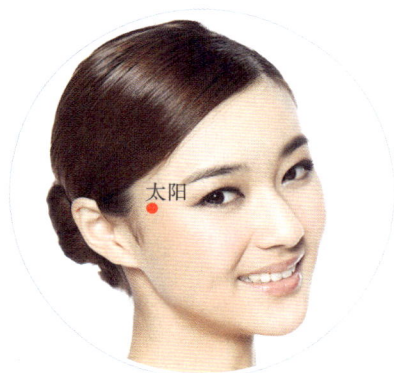

图6-78　太阳穴的体表位置

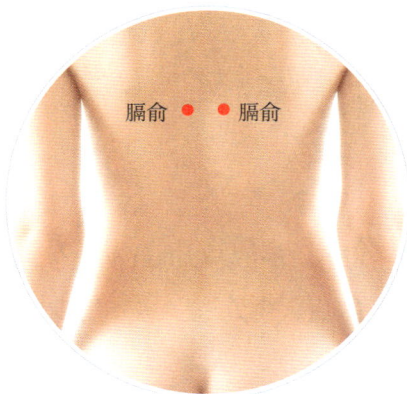

图6-79　膈俞穴的体表位置

膈俞：第七胸椎棘突下旁开1.5寸。正坐或俯卧位，从肩胛骨下角水平摸到第七胸椎，由其胸椎棘突下双侧各旁开两横指（食中指）处即是本穴。

（4）心脾两虚：心俞、脾俞（图6-80）。

心俞：第五胸椎棘突下旁开1.5寸。取穴法类似膈俞，由膈俞穴再向上推两个椎骨为第五胸椎，该椎骨棘突下双侧各旁开两横指（食中指）处即是本穴。

脾俞：第十一胸椎棘突下旁开1.5寸。与肚脐中相对应处即为第二腰椎（参考命门穴取穴法），由此腰椎往上摸三个椎体即为第十一胸椎，其棘突下双侧各旁开两横指（食中指）处即是本穴。

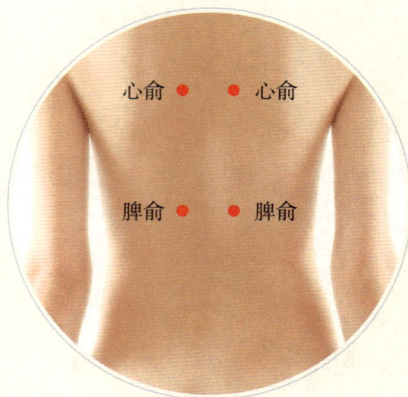

图 6-80　心俞、脾俞穴的体表位置

（5）心肾亏虚：心俞、肾俞（图6-81）。

心俞：第五胸椎棘突下旁开1.5寸。取穴法类似膈俞，由膈俞穴再向上推两个椎骨为第五胸椎，该椎骨棘突下双侧各旁开两横指（食中指）处即是本穴。

肾俞：第二腰椎棘突下旁开1.5寸。先取命门穴（参考命门穴的取穴法），再由命门穴双侧各旁开两横指（食中指）处即是本穴。

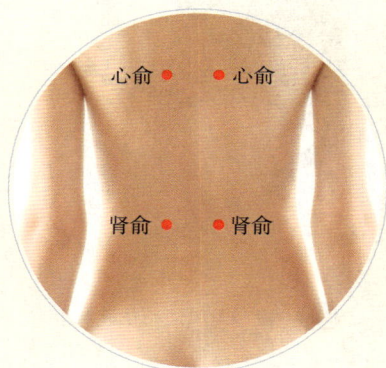

图 6-81　心俞、肾俞穴的体表位置

操作

本病主穴每次治疗必选，配穴根据辨证选取。将电针仪的电极片负极放置在主穴，正极放置在配穴。或毫针针刺各穴后，主穴连负极，配穴连正极。选疏密波，强度以患者耐受为度，通电30分钟。每日1次，10次为1个疗程。一疗程结束后间隔3天，开始下一疗程。

三叉神经痛

概述

本病是以面部三叉神经分布区出现放射性、烧灼样疼痛为主症的疾病。多发于 40 岁以上的女性，有原发和继发之分。

病因病机

本病的发生多因外感风邪、情志不调、外伤等致面部筋脉气血痹阻，经脉不通，而引起疼痛。

辨证

（1）风寒证：有感受风寒史，面痛遇寒加重，得热则轻。

（2）风热证：面部烧灼样抽掣痛。

（3）气血瘀滞：多有外伤史，面部痛点固定不移。

治疗

○取穴

主穴：攒竹、颧髎、地仓、迎香、承浆（图 6-82、图 6-83）。

攒竹：眉头凹陷中。皱起眉头，可见眉毛内侧端隆起处即是本穴。

颧髎：目外眦直下，颧骨下缘凹陷中。

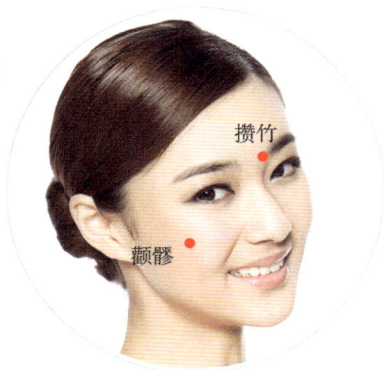

图 6-82　攒竹、颧髎穴的体表位置

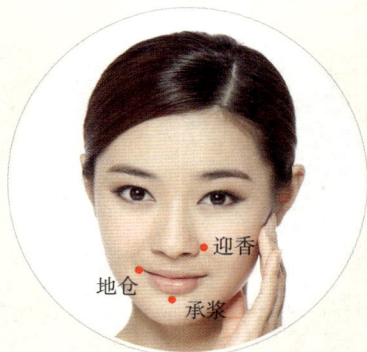

図 6-83 地仓、迎香、承浆穴的体表位置

地仓：目正视，瞳孔直下，口角外侧。正坐位，平视，瞳孔直下垂线与口角水平线相交点即是本穴。

迎香（冲阳）：鼻翼外缘中点旁，当鼻唇沟中。仰卧位，鼻唇沟平鼻翼外缘的中点处即是本穴。

承浆：颏唇沟的中央。正坐仰头位，微张口，可见颏唇沟较明显、下唇下方正中之凹陷处即是本穴。

配穴

（1）风寒证：风池、外关（图6-84、图6-85）。

风池：后发际正中上1寸，胸锁乳突肌与斜方肌上端之间的凹陷处。俯伏坐位，医者从枕骨粗隆两侧向下推按，当至枕骨下凹陷处与乳突之间时，用力按有麻胀感处即是本穴。

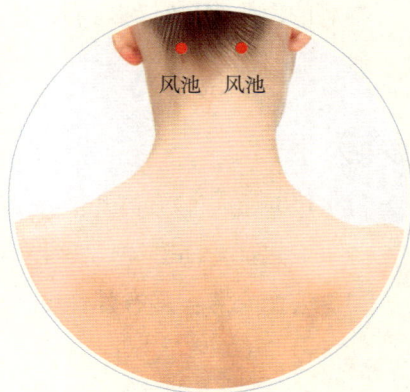

图 6-84 风池穴的体表位置

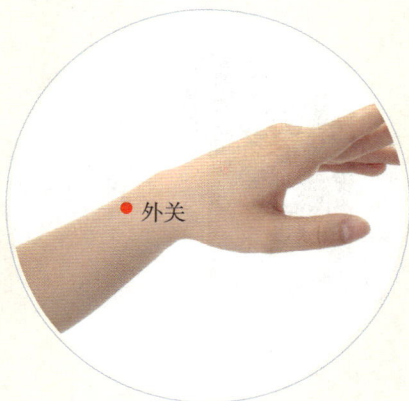

图 6-85 外关穴的体表位置

外关：阳池与肘尖的连线上，桡骨与尺骨之间，腕背侧远端横纹上2寸。立掌，腕背横纹中点上两拇指，前臂两骨头（桡骨、尺骨）之间即是本穴。

（2）风热证：曲池、合谷（图6-86、图6-87）。

曲池：肘横纹外侧端，屈肘，在尺泽与肱骨外上髁连线中点凹陷处。仰掌屈肘成45°，肘关节桡侧、肘横纹头即是本穴。

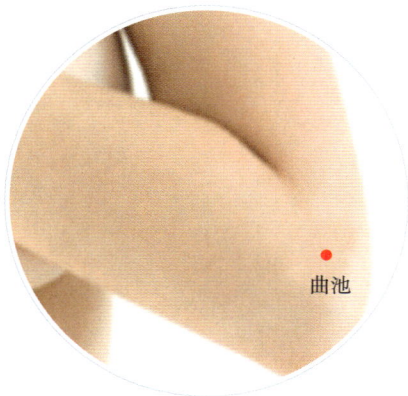

图 6-86　曲池穴的体表位置

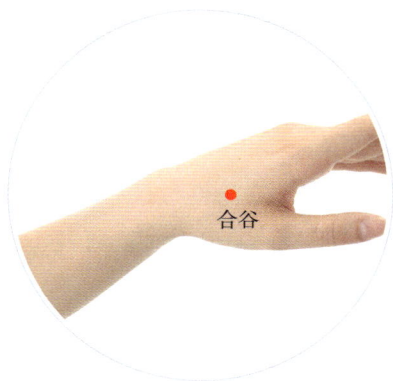

图 6-87　合谷穴的体表位置

合谷：手背第一、二掌骨间，当第二掌骨桡侧中点处。拇、食指并拢，第一、二掌骨间的肌肉隆起之顶端处即是本穴。

（3）气血瘀滞：太冲、三阴交（图6-88、图6-89）。

太冲：足背第一、二跖骨结合部之前的凹陷中。足背，由第一、二趾间缝纹头向足背上推，至其两骨联合前缘凹陷中（约缝纹头上两横指）处即是本穴。

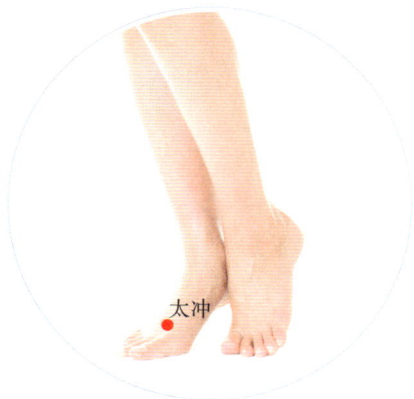

图 6-88　太冲穴的体表位置

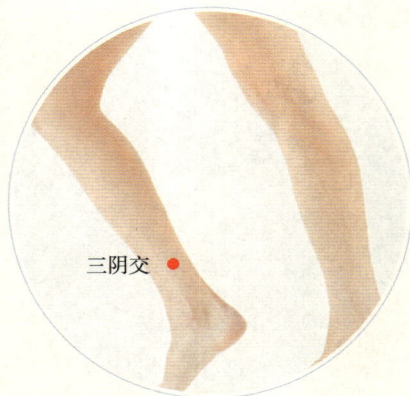

三阴交：内踝尖上 3 寸，胫骨内侧缘后方。以手四指并拢，小指下边缘紧靠内踝尖上，食指上缘所在水平线与胫骨后缘的交点即是本穴。

图 6-89　三阴交穴的体表位置

操作

本病主穴每次治疗必选，配穴根据辨证选取。将电针仪的电极片负极放置在主穴，正极放置在配穴。或毫针针刺各穴后，主穴连负极，配穴连正极。选连续波，强度由弱到强，以患者耐受为度，通电 30 分钟。每日 1 次，10 次为 1 个疗程。一疗程结束后间隔 3 天，开始下一疗程。

单纯性肥胖症

概述

单纯性肥胖症是指无明显内分泌或代谢原因，且排除因水钠潴留或肌肉发达等诸多因素引起体重超过标准体重 20% 以上的一种疾患。

病因病机

本病的形成多由于过食肥甘、膏粱厚味之品，加之久卧久坐，活动过少，日久导致脾、胃、肾三脏功能失调，脾胃虚弱则水湿不化，酿生痰浊；胃肠腑热则食欲偏旺，水谷精微反被炼成浊脂；真元不足则气不行水，凝津成痰，导致痰湿浊脂滞留肌肤形成肥胖。

（辨）（证）

（1）胃肠腑热：肥胖均匀，按之结实，伴食欲亢进、便秘。

（2）脾胃虚弱：肥胖以上半身为甚，按之松弛，伴食欲不振、大便溏泄。

（3）真元不足：肥胖以下半身为甚，按之松弛，伴乏力怕冷、月经不调或阳痿早泄。

治疗

○取穴

主穴：中脘、天枢、脾俞、胃俞（图 6-90、图 6-91）。

中脘：腹正中线上，脐中上 4 寸。脐中央与胸骨体下缘连线的中点处即是本穴。

天枢：脐中旁开 2 寸。由脐中作一条垂直于腹正中线的水平线、再由一乳头与前正中线之间的中点作一条地面的垂直线、此两线的相交点即是本穴。

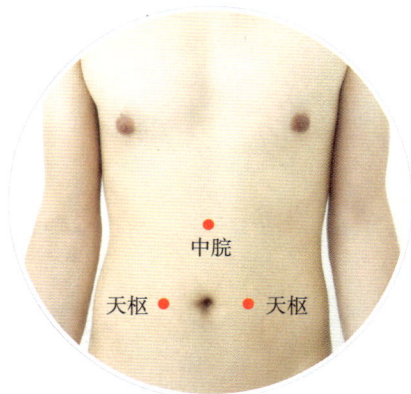

图 6-90　中脘、天枢穴的体表位置

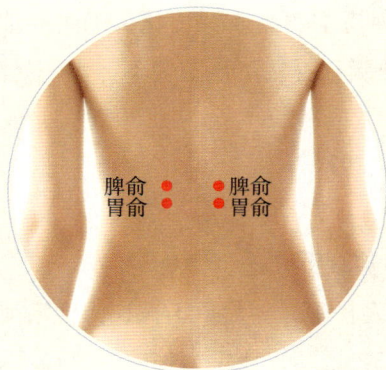

图6-91 脾俞、胃俞穴的体表位置

脾俞：第十一胸椎棘突下旁开1.5寸。与肚脐中相对应处即为第二腰椎（参考命门穴取穴法），由此腰椎往上摸三个椎体即为第十一胸椎，其棘突下双侧各旁开两横指（食中指）处即是本穴。

胃俞：第十二胸椎棘突下旁开1.5寸。与肚脐中相对应处即为第二腰椎（参考命门穴取穴法），由此腰椎往上摸两个椎体即为第十二胸椎，其棘突下双侧各旁开两横指（食中指）处即是本穴。

配穴

（1）胃肠腑热：内庭、合谷（图6-92、图6-93）。

内庭：足背第二、三趾间的缝纹端。足背，第二、三趾缝纹端正中后上0.5寸（约半横指），在第二、三跖趾关节前凹陷中即是本穴。

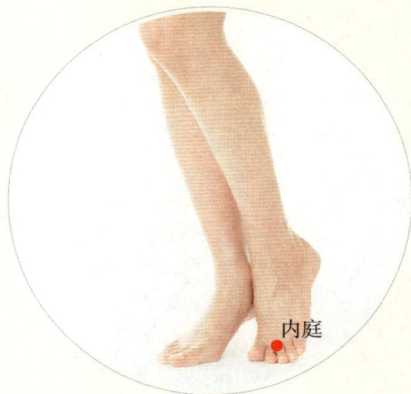

图6-92 内庭穴的体表位置

合谷：手背第一、二掌骨间，当第二掌骨桡侧中点处。拇、食指并拢，第一、二掌骨间的肌肉隆起之顶端处即是本穴。

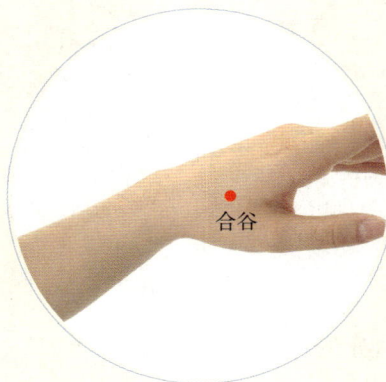

图6-93 合谷穴的体表位置

（2）脾胃虚弱：足三里、阴陵泉（图6-94）。

足三里：犊鼻下3寸，胫骨前嵴外一横指。站位，用同侧手掌张开虎口，围住髌骨上外缘，四指直指向下，中指尖所指处即是本穴。

阴陵泉：胫骨内侧髁后下方凹陷中。患者取坐位，用拇指沿小腿内侧骨内缘（即胫骨内侧）由下往上推，至拇指抵膝关节下时，胫骨向内上弯曲之凹陷处即是本穴。

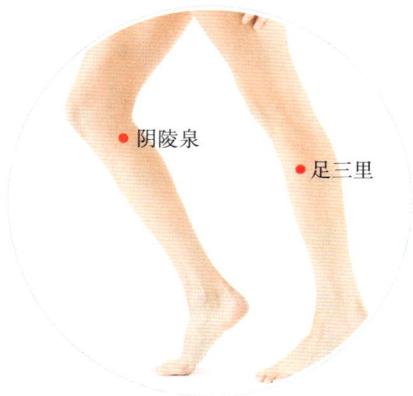

图 6-94　足三里、阴陵泉穴的体表位置

（3）气血不足：关元、肾俞（图6-95、图6-96）。

关元：腹正中线上，脐中下3寸。脐中直下四横指处即是本穴。

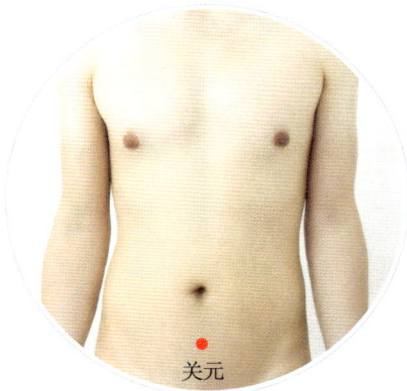

图 6-95　关元穴的体表位置

肾俞：第二腰椎棘突下旁开1.5寸。先取命门穴（参考命门穴的取穴法），再由命门穴双侧各旁开两横指（食中指）处即是本穴。

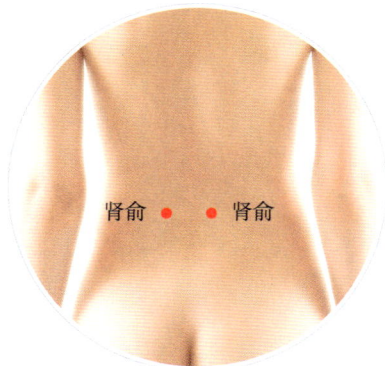

图 6-96　肾俞穴的体表位置

操作

本病主穴每次治疗必选，配穴根据辨证选取。将电针仪的电极片负极放置在主穴，正极放置在配穴。或毫针针刺各穴后，主穴连负极，配穴连正极。选连续波，强度由弱到强，以患者耐受为度，通电30分钟。每日1次，10次为1个疗程。一疗程结束后间隔3天，开始下一疗程。

第七章

骨伤科病证

颈椎病

概述

本病是由于颈椎间盘变性、颈椎骨质增生、颈项韧带钙化刺激压迫颈部神经、血管、脊髓而产生的一系列综合症候群。临床症状主要表现为颈肩部僵硬疼痛、头疼头晕、恶心呕吐、耳鸣心慌、上肢麻木等症状。

病因病机

本病的形成是由于长期不良姿势造成颈部劳损，加之外感风寒，痹阻经络，筋骨失养所致。

辨证

颈椎病外感风寒为表证，久坐劳伤筋骨里证，病程日久常为痰瘀互结、肝肾亏虚之虚实夹杂证。目前临床辨证取穴，多按解剖学分为颈型、神经根型、椎动脉型等。

（1）颈型：头、颈、肩、臂僵硬疼痛。

（2）神经根型：一侧上肢麻木，疼痛，范围与颈神经支配区域一致。

（3）椎动脉型：眩晕，猝然发作。

治疗

◉ 取穴

主穴：颈夹脊穴（图7-1）。

颈夹脊：在脊柱区，第一颈椎至第七颈椎棘突下，后正中线旁开0.5寸，一侧7穴。

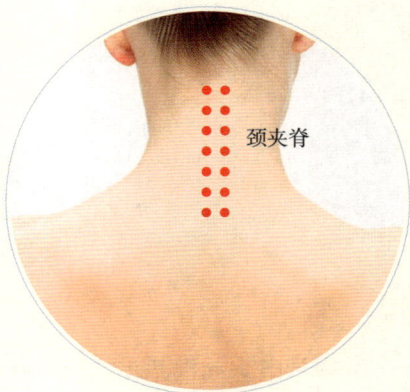

图7-1　颈夹脊穴的体表位置

配穴

（1）颈型：大椎、肩中俞（图7-2）。

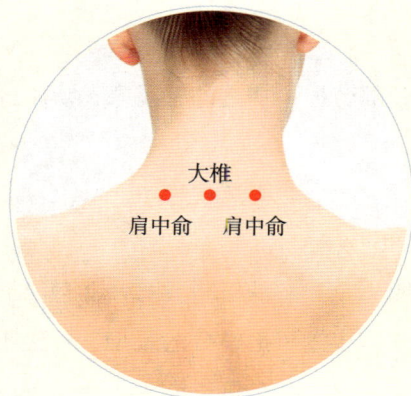

图7-2　大椎、肩中俞穴的体表位置

大椎：第七颈椎棘突下凹陷中。坐位低头，项后最上方突起之椎骨（其特点是该椎骨用手按住时能感到随颈部左右摇头而活动）的下缘凹陷处即是本穴。

肩中俞：第七颈椎棘突下旁开2寸。大椎穴向双侧旁开两拇指（同身寸）处即是本穴。

（2）神经根型： 曲池、合谷（图7-3、图7-4）。

曲池：肘横纹外侧端，屈肘，在尺泽与肱骨外上髁连线中点凹陷处。仰掌屈肘成45°，肘关节桡侧、肘横纹头即是本穴。

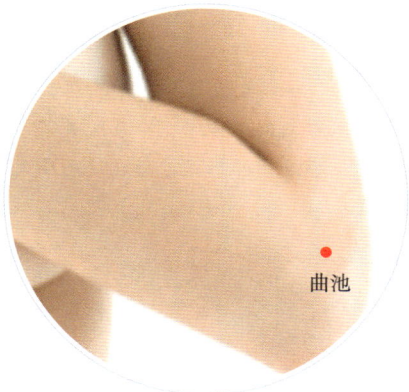

图7-3　曲池穴的体表位置

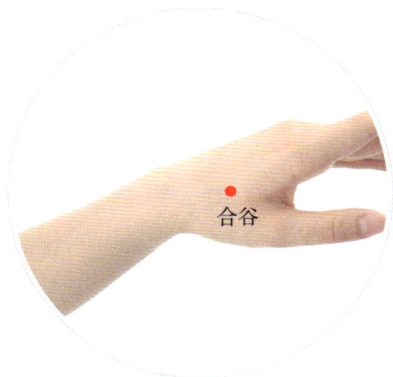

图7-4　合谷穴的体表位置

合谷：手背第一、二掌骨间，当第二掌骨桡侧中点处。拇、食指并拢，第一、二掌骨间的肌肉隆起之顶端处即是本穴。

（3）椎动脉型： 风池、内关（图7-5、图7-6）。

风池：后发际正中上1寸，胸锁乳突肌与斜方肌上端之间的凹陷处。俯伏坐位，医者从枕骨粗隆两侧向下推按，当至枕骨下凹陷处与乳突之间时，用力按有麻胀感处即是本穴。

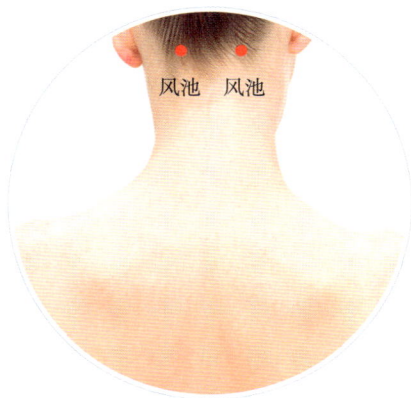

图7-5　风池穴的体表位置

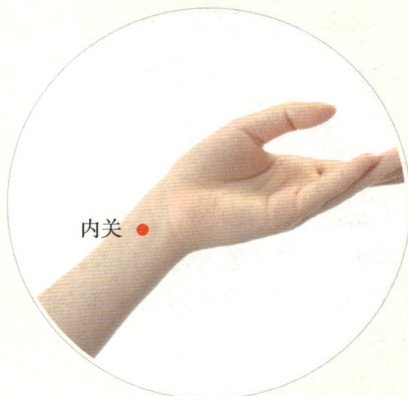

内关：腕横纹上 2 寸，掌长肌腱与桡侧腕屈肌腱之间。仰掌，微屈腕关节、在掌后第一横纹上两拇指，当在这两条大筋处即是本穴。

图 7-6　内关穴的体表位置

操作

本病主穴每次治疗必选，配穴根据辨证选取。将电针仪的电极片负极放置在主穴，正极放置在配穴。或毫针针刺各穴后，主穴连负极，配穴连正极。选连续波，强度由弱到强，以患者耐受为度，通电 30 分钟。每日 1 次，10 次为 1 个疗程。一疗程结束后间隔 3 天，开始下一疗程。

腰肌劳损

概述

腰肌劳损是以一侧或双侧腰部酸胀疼痛为主要症状的疾病。疼痛劳累时加重，休息时减轻，多反复发作，病程较长。

病因病机

本病病因为内伤、外感与跌仆挫伤。病机为筋脉痹阻，腰府失养。内伤多因肾虚；外感多因风、寒、湿邪阻滞筋脉。劳力扭伤，血瘀阻络也可致腰肌损伤。

（辨）（证）

（1）寒湿证：腰痛遇寒加重，得温痛减。

（2）瘀血证：腰部刺痛，位置固定不移。

（3）肾虚证：腰部酸痛，绵绵不断。

治疗

○取穴

主穴：大肠俞、委中（图7-7、图7-8）。

大肠俞：第四腰椎棘突下旁开1.5寸。髂嵴最高点的连线与脊柱之交点即为第四腰椎棘突下，由此向双侧各旁开两横指（食中指）处即是本穴。

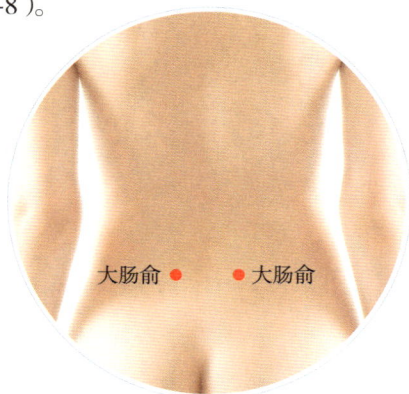

图 7-7　大肠俞穴的体表位置

委中：腘横纹中央。俯卧位，微屈膝，腘窝横纹的中点，即股二头肌肌腱与半腱肌肌腱的中点即是本穴。

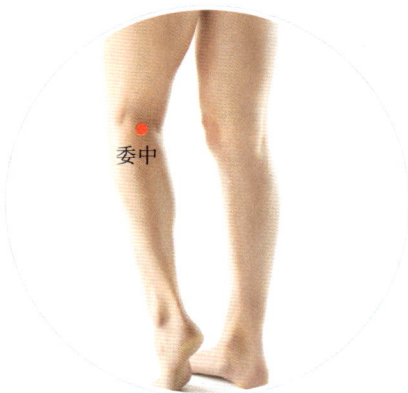

图 7-8　委中穴的体表位置

配穴

（1）寒湿证：大椎、命门（图 7-9、图 7-10）。

大椎：第七颈椎棘突下凹陷中。坐位低头，项后最上方突起之椎骨（其特点是该椎骨用手按住时能感到随颈部左右摇头而活动）的下缘凹陷处即是本穴。

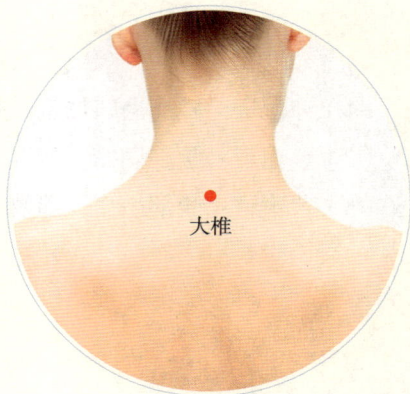

图 7-9 大椎穴的体表位置

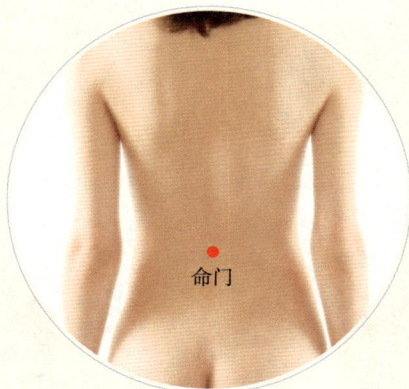

图 7-10 命门穴的体表位置

命门：第二腰椎棘突下凹陷中。直立，由肚脐中作一线环绕身体一周，该线与后正中线的交点即是本穴。

（2）血瘀证：膈俞、三阴交（图 7-11、图 7-12）。

膈俞：第七胸椎棘突下旁开 1.5 寸。正坐或俯卧位，从肩胛骨下角水平摸到第七胸椎，由其胸椎棘突下双侧各旁开两横指（食中指）处即是本穴。

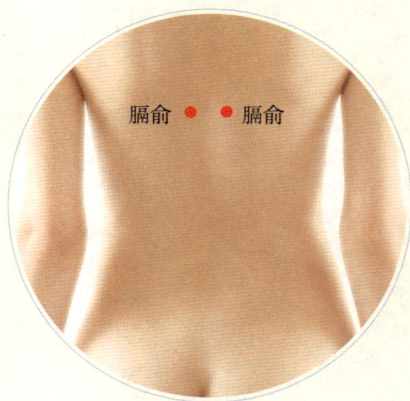

图 7-11 膈俞穴的体表位置

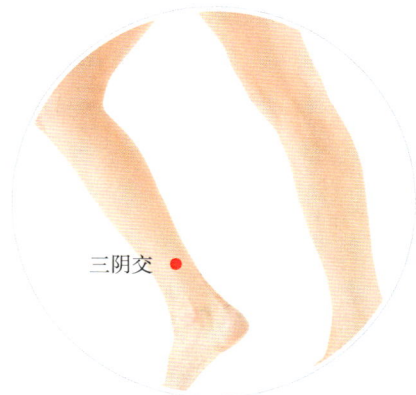

图7-12 三阴交穴的体表位置

三阴交：内踝尖上3寸，胫骨内侧缘后方。以手四指并拢，小指下边缘紧靠内踝尖上，食指上缘所在水平线与胫骨后缘的交点即是本穴。

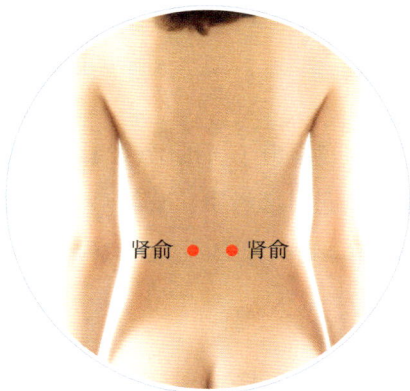

图7-13 肾俞穴的体表位置

（3）肾虚证：肾俞、太溪（图7-13、图7-14）。

肾俞：第二腰椎棘突下旁开1.5寸。先取命门穴（参考命门穴的取穴法），再由命门穴双侧各旁开两横指（食中指）处即是本穴。

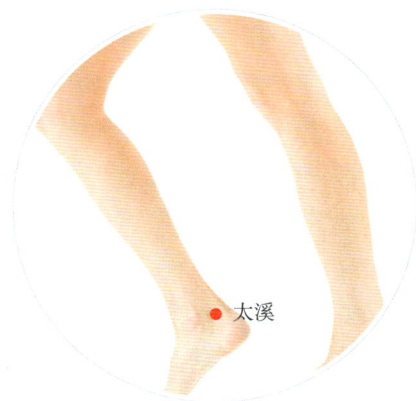

图7-14 太溪穴的体表位置

太溪：在踝区，内踝尖与跟腱之间的凹陷中。

操作

本病主穴每次治疗必选，配穴根据辨证选取。将电针仪的电极片负极放置在主穴，正极放置在配穴。或毫针针刺各穴后，主穴连负极，配穴连正极。选疏密波，频率200次/分，中等刺激强度，通电30分钟。每日1次，10次为1个疗程。一疗程结束后间隔3天，开始下一疗程。

肩周围关节炎

概述

本病是由于肩周围软组织病变而引起肩关节疼痛和活动障碍。临床表现为：早期肩部酸重疼痛，后期肩关节活动受限，功能障碍。多为单侧发病，50岁后多发，故又称五十肩。属中医学"痹证"范畴。

病因病机

本病的发生多是由于外感风寒湿邪，寒凝筋膜，加之长期劳累，气血不足，血不荣筋所致。

辨证

肩痹证初期风、寒、湿偏胜，疼痛明显为实证；后期病程缠绵，日久不愈，耗伤气血，损及筋骨，肩部活动受限，为虚实夹杂之证。临床多按部位（太阳经、阳明经和少阳经）辨证取穴。

治疗

◯ 取穴

主穴：肩前、肩髃、肩髎（图7-15、图7-16）。

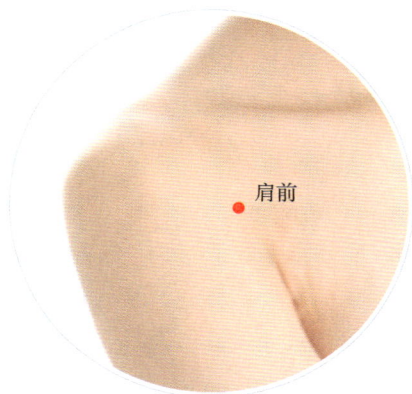

图7-15　肩前穴的体表位置

肩前（肩内陵）：腋前皱襞顶端与肩髃穴连线的中点，一说在腋前皱襞上1寸。垂臂，由肩胛冈下缘中点至肩胛下角作连线，上1/3与下2/3处，用力按压时有明显酸痛感处即是本穴。

肩髃：肩部三角肌上，臂外展或向前平伸时，肩峰前下方凹陷中。上臂外展至水平位时，在肩部高骨（锁骨肩峰端）外，肩关节上出现两个凹陷，前面的凹陷即是本穴。

肩髎：肩峰后下方，上臂外展时肩髃穴后方的凹陷中。

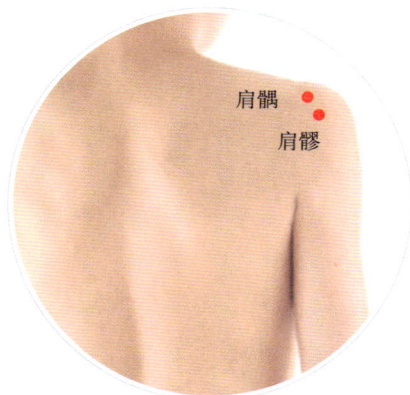

图7-16　肩髃、肩髎穴的体表位置

配穴

（1）太阳经证：肩贞（图7-17）。

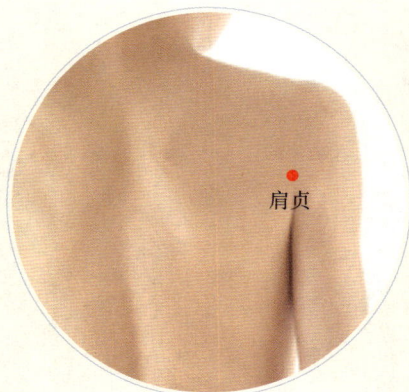

图7-17 肩贞穴的体表位置

肩贞：上臂内收时，腋后纹头上1寸。

（2）阳明经证：曲池（图 7-18）。

曲池：肘横纹外侧端，屈肘，在尺泽与肱骨外上髁连线中点凹陷处。仰掌屈肘成45°，肘关节桡侧、肘横纹头即是本穴。

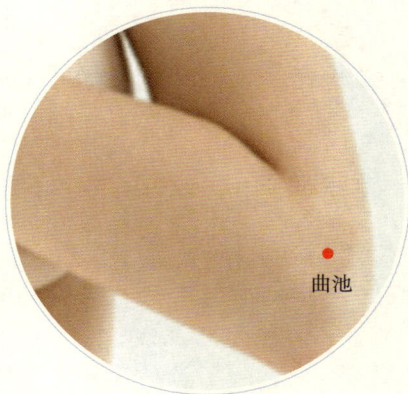

图7-18 曲池穴的体表位置

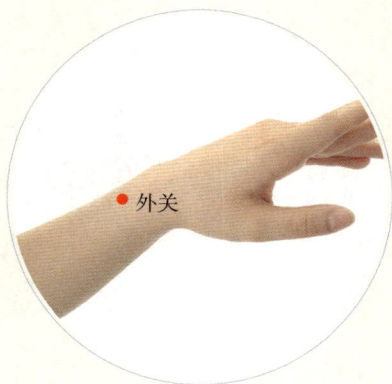

图7-19 外关穴的体表位置

（3）少阳经证：外关（图 7-19）。

外关：阳池与肘尖的连线上，桡骨与尺骨之间，腕背横纹上2寸。立掌，腕背横纹中点上两拇指，前臂两骨头（桡骨、尺骨）之间即是本穴。

○ 操作

　　本病主穴每次治疗必选，配穴根据辨证选取。将电针仪的电极片负极放置在主穴，正极放置在配穴。或毫针针刺各穴后，主穴连负极，配穴连正极。早期选连续波，后期选断续波，强度由弱到强，以患者耐受为度，通电30分钟。每日 1 次，10 次为 1 个疗程。一疗程结束后间隔 3 天，开始下一疗程。

第八章 其他病证

过敏性鼻炎

概述

过敏性鼻炎是由多种特异性致敏原引起的鼻黏膜变态反应性疾病。临床表现主要是阵发性喷嚏、清水样鼻涕、鼻塞和鼻痒。

病因病机

本病的发生外因多为感受风寒、异味，内因多为肺脾功能失调。

辨证

（1）实证：鼻塞重，喷嚏频作，多伴头痛。

（2）虚证：鼻塞时轻时重，多伴头晕头重。

治疗

○ **取穴**

主穴：迎香、印堂、合谷（图8-1、图8-2）。

迎香：鼻翼外缘中点旁，当鼻唇沟中。仰卧位，鼻唇沟平鼻翼外缘的中点处即是本穴。

印堂：两眉头连线的中点。仰卧位，两眉头连线之中点处即是本穴。

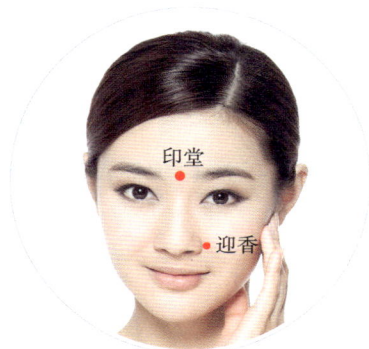

图8-1　迎香、印堂穴的体表位置

合谷：手背第一、二掌骨间，当第二掌骨桡侧中点处。拇、食指并拢，第一、二掌骨间的肌肉隆起之顶端处即是本穴。

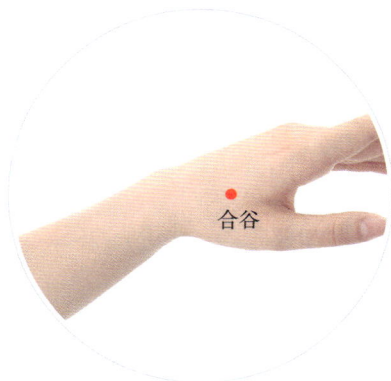

图8-2　合谷穴的体表位置

配穴

（1）**实证**：外关、风池（图8-3、图8-4）。

外关：阳池与肘尖的连线上，桡骨与尺骨之间，腕背侧远端横纹上2寸。立掌，腕背横纹中点上两拇指，前臂两骨头（桡骨、尺骨）之间即是本穴。

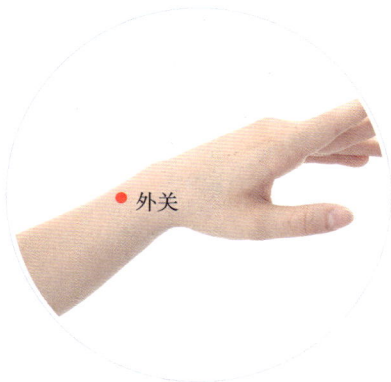

图8-3　外关穴的体表位置

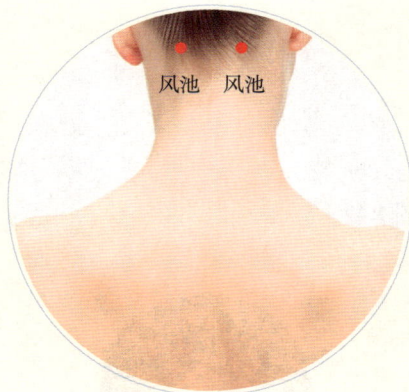

图 8-4　风池穴的体表位置

风池：后发际正中上1寸，胸锁乳突肌与斜方肌上端之间的凹陷处。俯伏坐位，医者从枕骨粗隆两侧向下推按，当至枕骨下凹陷处与乳突之间时，用力按有麻胀感处即是本穴。

（2）**虚证**：肺俞、百会（图8-5、图8-6）。

肺俞：第三胸椎棘突下旁开1.5寸。取穴法类似大杼，由大椎穴再向下推三个椎骨为第三胸椎，该椎骨下缘旁开两横指（食中指）处即是本穴。

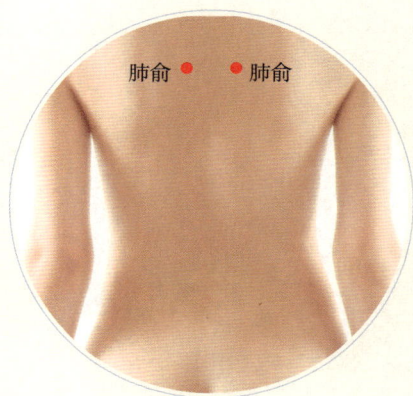

图 8-5　肺俞穴的体表位置

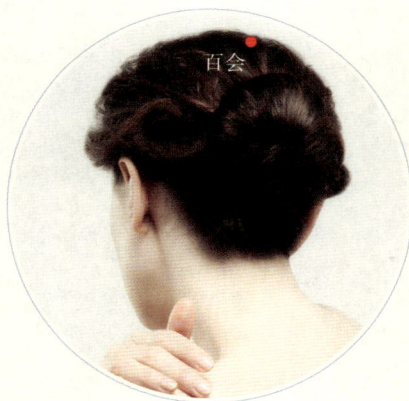

图 8-6　百会穴的体表位置

百会：前发际正中直上5寸，或两耳尖连线的中点。

○ 操作

本病主穴每次治疗必选，配穴根据辨证选取。将电针仪的电极片负极放置在主穴，正极放置在配穴。或毫针针刺各穴后，主穴连负极，配穴连正极。选连续波，轻度刺激量，通电 30 分钟。每日 1 次，10 次为 1 个疗程。一疗程结束后间隔 3 天，开始下一疗程。

荨麻疹

概述

荨麻疹是一种常见的皮肤病，系多种不同原因所致的一种皮肤黏膜血管反应性疾病。临床表现为时隐时现的、边缘清楚的、红色或白色的瘙痒性风团，中医称"瘾疹"，俗称"风疹块"。

病因病机

本病由禀赋不足，卫外不固，受外界邪毒诱发；或风热、风寒外袭肌表，营卫不和而发；或鱼虾、荤腥发物致肠胃湿热蕴结，内不得疏泄，外不得透泄，郁于皮毛腠理之间而发；或情志不畅，冲任失调，复感风邪搏于肌肤而发。

辨证

（1）风热型：风团色红，灼热剧痒，伴发热咽痛。

（2）风寒型：风团色白，遇风寒加重，伴发热恶寒。

（3）血虚型：风团形似豆瓣，边缘红晕色淡，皮肤干燥，伴面色无华、头晕失眠。

（4）湿热型：风团鲜红，连接成片，伴恶心呕吐、便秘。

⊙取穴

主穴：曲池、血海（图8-7、图8-8）。

曲池：肘横纹外侧端，屈肘，在尺泽与肱骨外上髁连线中点凹陷处。仰掌屈肘成45°，肘关节桡侧、肘横纹头即是本穴。

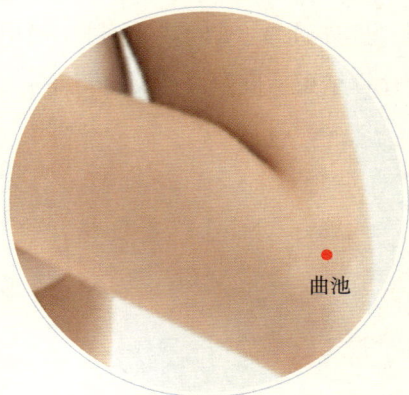

图8-7　曲池穴的体表位置

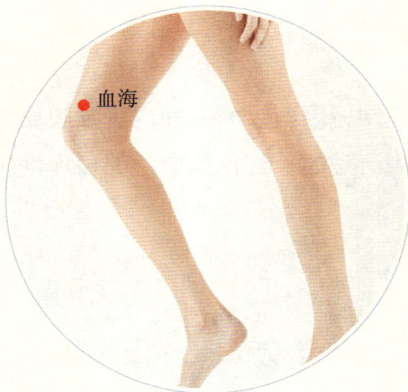

图8-8　血海穴的体表位置

血海：髌骨内上缘上2寸，股四头肌内侧头的隆起处。患者屈膝，医者以左手掌心按于患者右膝髌上缘，二至五指向上伸直，拇指约呈45°斜置，拇指尖下即是本穴。

配穴

（1）风寒型：风池、外关（图8-9、图8-10）。

风池：后发际正中上1寸，胸锁乳突肌与斜方肌上端之间的凹陷处。俯伏坐位，医者从枕骨粗隆两侧向下推按，当至枕骨下凹陷处与乳突之间时，用力按有麻胀感处即是本穴。

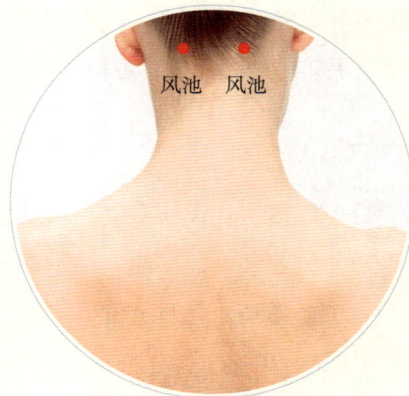

图8-9　风池穴的体表位置

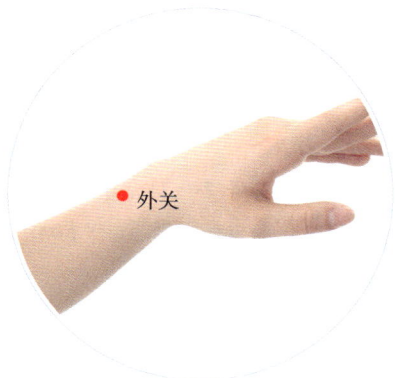

图 8-10　外关穴的体表位置

外关：阳池与肘尖的连线上，桡骨与尺骨之间，腕背侧远端横纹上2寸。立掌，腕背横纹中点上两拇指，前臂两骨头（桡骨、尺骨）之间即是本穴。

（2）风热型：合谷、风池（图8-11、图8-12）。

合谷：手背第一、二掌骨间，当第二掌骨桡侧中点处。拇、食指并拢，第一、二掌骨间的肌肉隆起之顶端处即是本穴。

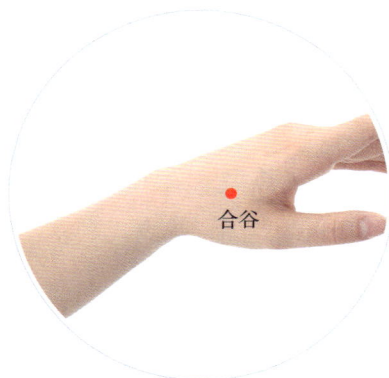

图 8-11　合谷穴的体表位置

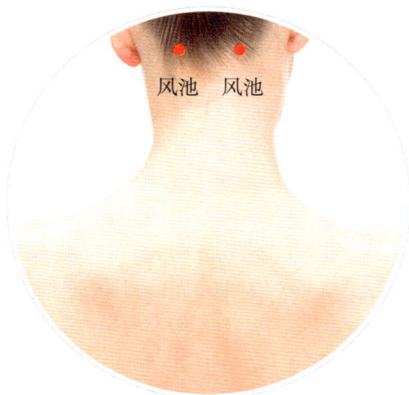

图 8-12　风池穴的体表位置

风池：后发际正中上1寸，胸锁乳突肌与斜方肌上端之间的凹陷处。俯伏坐位，医者从枕骨粗隆两侧向下推按，当至枕骨下凹陷处与乳突之间时，用力按有麻胀感处即是本穴。

（3）血虚型： 足三里、三阴交（图8-13）。

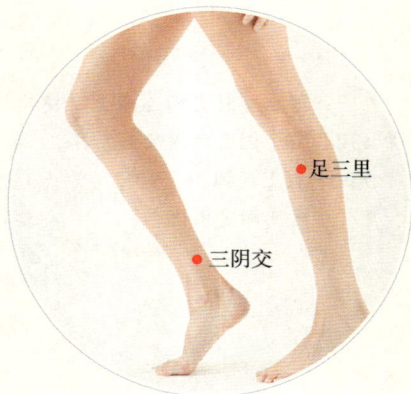

足三里：犊鼻下3寸，胫骨前嵴外一横指。站位，用同侧手掌张开虎口，围住髌骨上外缘，四指直指向下，中指尖所指处即是本穴。

三阴交：内踝尖上3寸，胫骨内侧缘后方。以手四指并拢，小指下边缘紧靠内踝尖上，食指上缘所在水平线与胫骨后缘的交点即是本穴。

图 8-13　三阴交穴的体表位置

（4）湿热型： 天枢、中脘（图8-14）。

中脘：腹正中线上，脐中上4寸。脐中央与胸骨体下缘连线的中点处即是本穴。

天枢：脐中旁开2寸。由脐中作一条垂直于腹正中线的水平线，再由乳头与前正中线之间的中点作一条地面的垂直线，此两线的相交点即是本穴。

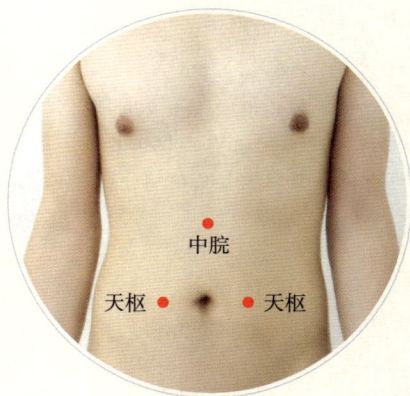

图 8-14　中脘、天枢穴的体表位置

操作

　　本病主穴每次治疗必选，配穴根据辨证选取。将电针仪的电极片负极放置在主穴，正极放置在配穴。或毫针针刺各穴后，主穴连负极，配穴连正极。选连续波，强度由弱到强，以患者耐受为度，通电30分钟。每日1次，5次为1个疗程。

痛　经

概述

痛经是指经期前后或行经期间出现下腹部痉挛性疼痛，伴全身不适。西医学将本病分为原发性和继发性两种。原发性是指经妇科检查未发现盆腔器官有明显异常者；继发性是指生殖器官有明显病变者。本章讨论原发性痛经范畴。

病因病机

痛经的发生主要与冲、任二脉有关。因邪气内伏或精血素亏，正值经期前后冲任二脉气血的生理变化急剧，导致胞宫的气血运行不畅，"不通则痛"；或胞宫失于濡养，"不荣则痛"。多因情志不调，肝气郁结，血行受阻；或感受寒湿之邪，客于胞宫，气血运行不畅；也可因气血虚弱或肝肾不足，使胞宫失养引起痛经。

辨证

（1）寒湿凝滞：经前或经期小腹冷痛，得热则舒，伴经血量少，有血块，形寒肢冷。

（2）气滞血瘀：经前或经期小腹胀痛拒按，伴经色紫暗，有血块，乳房胀痛。

（3）气血不足：经期或经后小腹隐痛喜按，伴月经量少，色淡质清稀，神疲乏力，心悸气短。

治疗

◉ 取穴

主穴：三阴交、合谷（图8-15、图8-16）。

三阴交：内踝尖上3寸，胫骨内侧缘后方。以手四指并拢，小指下边缘紧靠内踝尖上，食指上缘所在水平线与胫骨后缘的交点即是本穴。

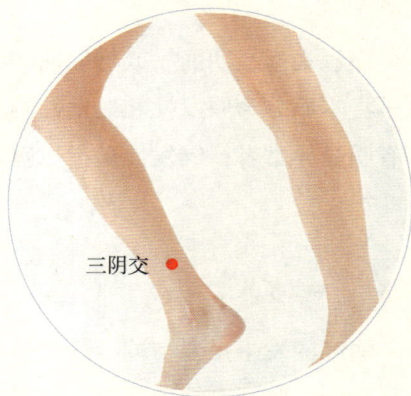

图8-15　三阴交穴的体表位置

合谷：手背第一、二掌骨间，当第二掌骨桡侧中点处。拇、食指并拢，第一、二掌骨间的肌肉隆起之顶端处即是本穴。

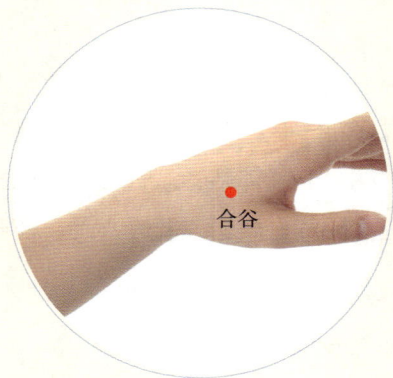

图8-16　合谷穴的体表位置

配穴

（1）寒湿凝滞：关元、命门（图8-17、图8-18）。

关元：腹正中线上，脐中下3寸。脐中直下四横指处即是本穴。

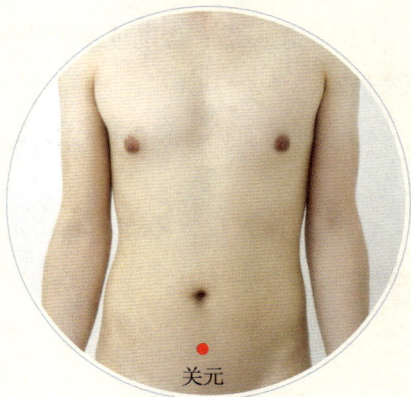

图8-17　关元穴的体表位置

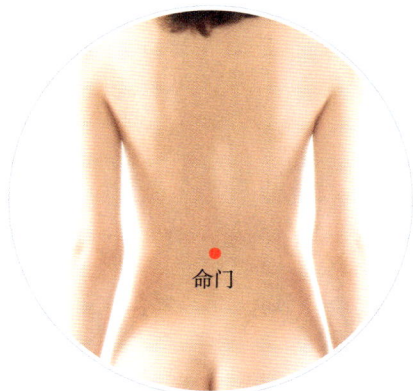

图 8-18　命门穴的体表位置

命门：第二腰椎棘突下凹陷中。直立，由肚脐中作一线环绕身体一周，该线与后正中线的交点即是本穴。

（2）气滞血瘀：太冲、阴陵泉（图 8-19、图 8-20）。

太冲：足背第一、二跖骨结合部之前的凹陷中。足背，由第一、二趾间缝纹头向足背上推，至其两骨联合前缘凹陷中（约缝纹头上两横指）处即是本穴。

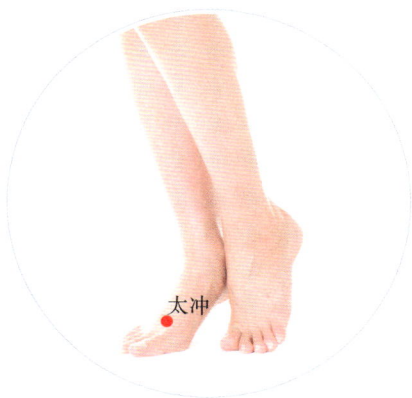

图 8-19　太冲穴的体表位置

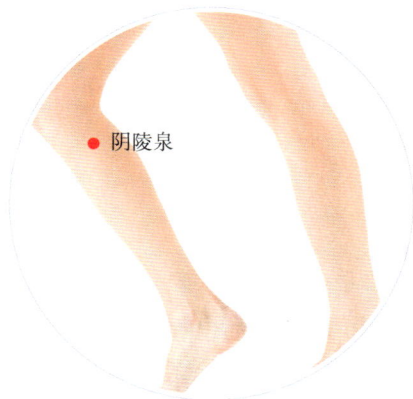

图 8-20　阴陵泉穴的体表位置

阴陵泉：胫骨内侧髁后下方凹陷中。患者取坐位，用拇指沿小腿内侧骨内缘（即胫骨内侧）由下往上推，至拇指抵膝关节下时，胫骨向内上弯曲之凹陷处即是本穴。

（3）气血不足：肝俞、肾俞（图8-21）。

肝俞：第九胸椎棘突下旁开1.5寸。取穴法类似膈俞，由膈俞穴再向下推两个椎骨为第九胸椎，该椎骨棘突下双侧各旁开两横指（食中指）处即是本穴。

肾俞：第二腰椎棘突下旁开1.5寸。先取命门穴（参考命门穴的取穴法），再由命门穴双侧各旁开两横指（食中指）处即是本穴。

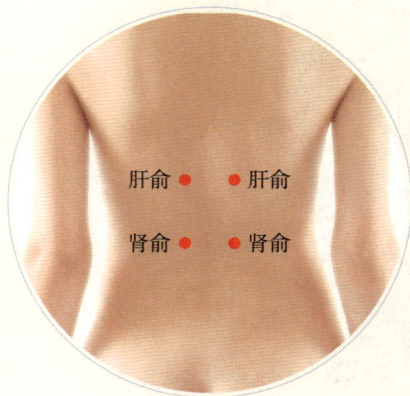

图8-21　肝俞、肾俞穴的体表位置

◎操作

本病主穴每次治疗必选，配穴根据辨证选取。将电针仪的电极片负极放置在主穴，正极放置在配穴。或毫针针刺各穴后，主穴连负极，配穴连正极。选连续波，强度由弱到强，以患者耐受为度，通电30分钟。每日1次，10次为1个疗程。一疗程结束后间隔3天，开始下一疗程。

小儿遗尿

概述

遗尿，也称尿床，是指5岁以上的小儿睡眠中经常小便自遗，醒后方觉的一种病症。5岁以下的小儿，由于脏腑未坚，对排尿的自控力差，常可出现遗尿；学龄前儿童，由于睡前多饮，或疲劳酣睡，偶有睡中遗尿者，均不属病态。

病因病机

本病的形成多由于下元虚寒，肾气不足，膀胱失约；或肝经湿热，热迫膀胱所致。

辨证

（1）肾气不足：睡中遗尿，小便清长，伴神疲乏力、腰酸腿软、智力较差。

（2）下焦湿热：睡中遗尿，尿黄量少，尿味骚臭，伴面赤唇红、口干，或夜间梦语磨牙。

治疗

取穴

主穴：百会、膀胱俞（图8-22、图8-23）。

百会：前发际正中直上5寸，或两耳尖连线的中点。

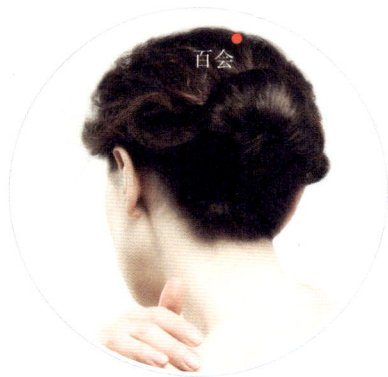

图8-22 百会穴的体表位置

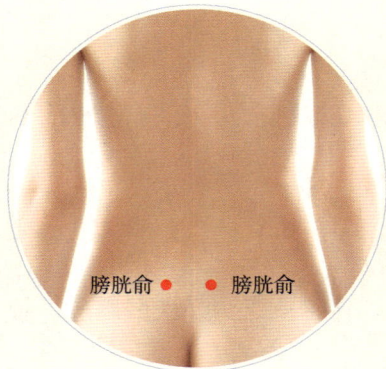

图 8-23　膀胱俞穴的体表位置

膀胱俞：骶正中嵴旁 1.5 寸，平第二骶后孔。俯卧位，先摸骶后上棘内缘下，其与背脊正中线之间为第二骶后孔，平齐该孔的椎体为第二骶椎，由此向双侧各旁开两横指（食中指）处即是本穴。

配穴

（1）肾气不足：肾俞、关元（图 8-24、图 8-25）。

肾俞：第二腰椎棘突下旁开 1.5 寸。先取命门穴（参考命门穴的取穴法），再由命门穴双侧各旁开两横指（食中指）处即是本穴。

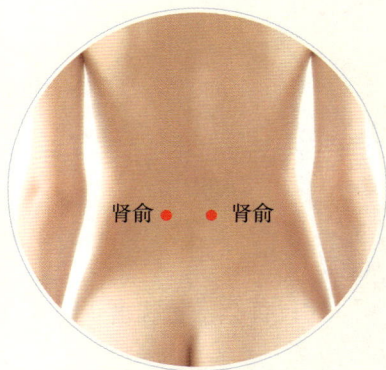

图 8-24　肾俞穴的体表位置

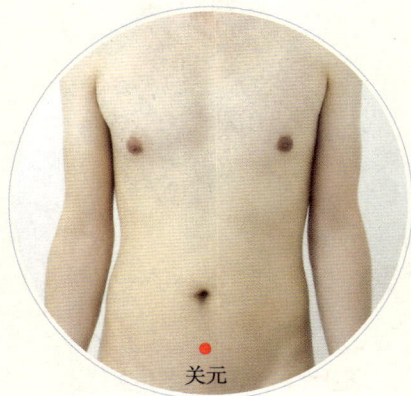

图 8-25　关元穴的体表位置

关元：腹正中线上，脐中下 3 寸。脐中直下四横指处即是本穴。

（2）下焦湿热：三阴交、阴陵泉（图 8-26）。

三阴交：内踝尖上 3 寸，胫骨内侧缘后方。以手四指并拢，小指下边缘紧靠内踝尖上，食指上缘所在水平线与胫骨后缘的交点即是本穴。

阴陵泉：胫骨内侧髁后下方凹陷中。患者取坐位，用拇指沿小腿内侧骨内缘（即胫骨内侧）由下往上推，至拇指抵膝关节下时，胫骨向内上弯曲之凹陷即是本穴。

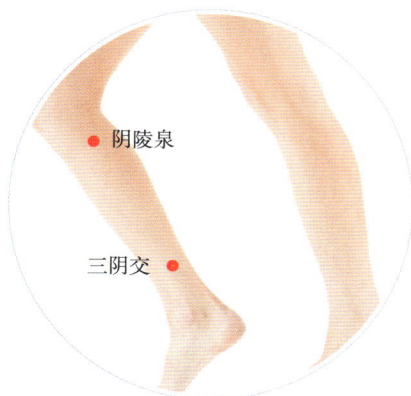

图 8-26　阴陵泉、三阴交穴的体表位置

○ 操作

本病主穴每次治疗必选，配穴根据辨证选取。百会穴沿头皮向后斜刺 0.5 寸；关元、中极针尖稍向下斜刺 1 寸使针感传至阴部，膀胱俞向内斜刺 1 寸，三阴交直刺 1 寸。针刺得气后连接电针仪，选连续波，中度刺激量，通电 30 分钟。每日 1 次，5 次为 1 个疗程。